人民健康·名家科普丛书

肠道常见疾病防与治

总主编 王 俊 王建六

主 编 陈 宁 刘玉兰

副主编 陈国栋 彭 涛 王 俐

科学技术文献出版社

SCIENTIFIC AND TECHNICAL DOCUMENTATION PRESS

·北京·

图书在版编目（CIP）数据

肠道常见疾病防与治 / 陈宁，刘玉兰主编. —北京：科学技术文献出版社，
2024.6

（人民健康·名家科普丛书 / 王俊，王建六总主编）

ISBN 978-7-5235-0801-5

Ⅰ.①肠…　Ⅱ.①陈…　②刘…　Ⅲ.①肠疾病—防治　Ⅳ.①R574

中国国家版本馆 CIP 数据核字（2023）第 186533 号

肠道常见疾病防与治

策划编辑：孔荣华 王黛君 责任编辑：吕海茹 责任校对：张吲哚 责任出版：张志平

出　版　者　科学技术文献出版社
地　　　址　北京市复兴路15号　邮编　100038
编　务　部　（010）58882938，58882087（传真）
发　行　部　（010）58882905，58882868（传真）
邮　购　部　（010）58882873
官 方 网 址　www.stdp.com.cn
发　行　者　科学技术文献出版社发行　全国各地新华书店经销
印　刷　者　北京地大彩印有限公司
版　　　次　2024年6月第1版　2024年6月第1次印刷
开　　　本　880×1230　1/32
字　　　数　48千
印　　　张　2.75
书　　　号　ISBN 978-7-5235-0801-5
定　　　价　38.80元

编　委　会

丛书序

　　"健康所系，性命相托"，铮铮誓言诠释着医者的责任与担当。北京大学人民医院，这座百年医学殿堂，秉承"仁恕博爱，聪明精微，廉洁醇良"的百年院训，赓续"人民医院为人民"的使命，敬佑生命，守护健康。

　　人民健康是社会文明进步的基础，是民族昌盛和国家富强的重要标志，也是广大人民群众的共同追求。党中央把保障人民健康放在优先发展的战略位置，注重传播健康文明生活方式，建立健全健康教育体系，提升全民健康素养。北京大学人民医院勇担"国家队"使命，以守护人民健康为己任，以患者需求为导向，充分发挥优质医疗资源的优势，实现了全员时时、处处健康宣教，以病友会、义诊、讲座多渠道送健康；进社区、进乡村、进企业、进学校、上高原，足迹遍布医联体单位、合作院区，发挥了"国家队"引领作用；打造健康科普全媒体传播平台，将高品质健康科普知识传递到千家万户，推进提升了国民健康素养。

　　在建院105周年之际，北京大学人民医院与科学技术文献出版社合作，25个重点学科、200余名资深专家通力打造医学科普丛书"人民健康·名家科普"。丛书以大数据筛查百姓常见健康问题为基准，结合北京大学人民医院优势学科及医疗特色，传递科学、精准、高水平医学科普知识，提高公众健康素养和健康文化水平。北京大学人民医院通过"互联网＋健康科普"形式，构建"北大人民"健康科普资源库和健康科普专家库，为实现全方位、全周期保障人民健康奠定并夯实基础；为实现"两个一百年"奋斗目标、实现中华民族伟大复兴贡献"人民"力量！

王俊　王建六

随着科技的发展和生存环境的变化，人类的疾病谱也发生了重大变化。这种变化在我国消化系统疾病方面表现在：过去数十年的感染性或传染性肠道疾病已经日益减少，取而代之的则是肿瘤性疾病以及免疫相关疾病。本书是以近年来我国消化系统最为常见的两种疾病——结肠息肉和炎症性肠病为切入点展开叙述的。

我相信本书的读者对这两种疾病应该不会陌生，因为随着人们自身健康意识程度的不断提高，身边朋友或亲戚患有这类肠道疾病的消息越来越多（我的日常门诊中有一部分患者就是由于听说朋友发现了结肠息肉，从而主动要求来进行结肠镜检查的）。然而，由于医学是非常专业的一门科学，仅仅凭借"听说某某身边人得了这种疾病，我也需要检查"这种粗浅的健康意识和行为，显然是不够且不科学的，在某种程度上，还会造成医疗资源的浪费。这就急需专业的医生进行专业的医疗指导，才能够正确地引导普罗大众，在恰当的时间点接受恰当的检查，才能保证应用先进的医疗手段保护人民群众健康的同时避免过度医疗。这也正是本书的目标。

随着生活环境、饮食等因素的改变，结肠癌已经成为我国排名第三的恶性肿瘤。结肠息肉作为一种"癌前病变"，已经被广大老百姓所听闻，及早发现并及时处理结肠息肉，可以达到预防结肠癌发生的作用。然而什么样的结肠息肉才会癌变？结肠息肉是否有症状？结肠息肉切除后多久需要做一次结肠镜？除了结肠镜以外有没有其他的方式可以预防息肉的生长？这些问题是消化内科日常门诊常常被咨询的问题。

炎症性肠病包括溃疡性结肠炎和克罗恩病，过去是西方白种人高发的疾病，在我国少见，甚至罕见。然而近20年来，这类疾病在我国的发病率迅速提升数十倍，究其原因，与经济发展以及工业化进程有明显关系。这类疾病由于慢性发展、容易反复，很难治愈，主要累及20～50岁的人群，对社会生产、经济产生了重大影响。北京大学人民医院消化内科作为中华医学会消化分会首批认证的国家"炎症性肠病区域诊疗中心"，对这类疾病的诊治累积了丰富的临床经验，并建立了长期随访的患者库及患者俱乐部。

本书选取遇到结肠息肉和炎症性肠病时老百姓最容易产生疑问的内容，用一问一答的形式，结合国内外最新的科研成果，进行生动通俗地专业讲解；问题的设定涵盖了疾病的病因、流行病学、发病机制、临床表现、辅助检查、治疗以及预后等诸多方面；参与撰写的专家均来自北京大学人民医院消化内科高年资医生。相信本书所提供的专业知识，会对包括结肠息肉和炎症性肠病在内的肠道疾病科普做出一定贡献。

陈宁

目 录

● ● ● ●

第二章

炎症性肠病 ································ **29**

▶▶▶ 第一章

结肠息肉

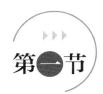

第一节

快速了解结肠息肉

Q: 什么是结肠息肉？

随着我国结直肠癌筛查的广泛开展，越来越多的人进行了结肠镜检查，有一些患者检查发现了结肠息肉。那么什么是结肠息肉呢？

其实，结肠息肉泛指结肠黏膜层的隆起型病变，也就是结肠黏膜面突出的一种赘生物，在结肠黏膜的隆起病变在未确定其病理性质前，不论其大小、形态及组织学类型如何，可统称为息肉。

明确息肉的病理类型后，则可根据病理诊断命名。肉眼上看起来同样是息肉，但实际上可能是完全不同的疾病。因此，当我们获得一份提示结肠（多发）息肉的肠镜报告时，息肉的性质尚不明确，我们仍需等待病理科医生为我们解答谜题。即使肠镜报告提示结肠息肉已被处理，仍需要获得病理报告后到消化科复诊，请医生为我们解答息肉的类型、治疗方法、预后及随访注意事项等。

Q: 结肠息肉有哪些类型？

目前医学界对结肠息肉的分类方法不一且多而复杂，最主要的分类方法是按照组织病理学，将息肉分成肿瘤性、错构瘤性、炎症性和增生性四类。组织病理学分类反映了息肉的本质。

肿瘤性息肉癌变风险较高，而后面三种为非肿瘤性息肉，基本不会癌变。

肿瘤性息肉又可分为管状腺瘤、绒毛状腺瘤、管状绒毛状腺瘤、锯齿状腺瘤。

此外，根据息肉有蒂与否，可将息肉分成无蒂、亚蒂和有蒂息肉；根据息肉的数目，可将息肉分为单发性息肉和多发性息肉。

Q: 结肠息肉是癌吗？

很多患者在结肠镜检查发现息肉后十分焦虑，担心这些息肉已经出现癌变或未来会出现癌变。如前所述，所有结肠黏膜层的隆起型病变均可称为息肉，但仅有肿瘤性息肉癌变风险高，而非肿瘤性息肉几乎不会癌变。

临床上肿瘤性息肉最常见的类型主要包括管状腺瘤、绒毛状腺瘤、管状绒毛状腺瘤、锯齿状腺瘤等。其中管状腺瘤癌变风险较低，其他类型息肉癌变风险稍高。

总体而言，结肠息肉不是癌，但有癌变的风险，需要临床医生及病理医生共同诊断，缺一不可。

Q: 为什么会患结肠息肉？

随着结肠镜检查的广泛开展，越来越多的人发现了结肠息肉，或者说，结肠息肉是一种很常见的疾病。

有些患者说："我一直很健康，无任何不适，为什么就长息肉了呢？"

其实结肠息肉的发生还是有一定的诱因的。虽然目前结肠息肉的发病机制尚未完全明确，但研究提示结肠息肉可能与炎症刺激、遗传因素、基因突变、环境因素等相关。炎性息肉为炎症刺激产生。家族性腺瘤息肉病、黑斑息肉病等具有遗传倾向，抑癌基因突变可导致结肠息肉的发生等。

炎症性肠病患者、有结直肠癌家族史者发生结肠息肉的概率更高。高脂饮食、低纤维饮食、长期便秘、吸烟、酗酒、肥胖、年龄增长均可能增加结肠息肉的发生风险。

Q: 什么是腺瘤、上皮内瘤变、异型增生？

结肠息肉患者获得病理报告后经常十分疑惑，病理报告如何解读呢？首先我们来看什么是腺瘤。

腺瘤为一种上皮内肿瘤性病变，显微镜下可观察到由管状和／或绒毛状结构组成的境界清楚的良性病变。肿瘤性结肠息肉的病理类型主要有管状腺瘤、绒毛状腺瘤、管状绒毛状腺瘤、锯齿状腺瘤等。管状腺瘤是最常见的息肉类型，约占 80%，显微镜下主要为分化较好的管状结构，绒毛成分 < 20%；绒毛状腺瘤镜下绒毛成分 > 80%，癌变率较高；管状绒毛状腺瘤镜下绒毛成分为 20% ～ 80%；锯齿状腺瘤介于增生性息肉与腺瘤之间，以锯齿状结构为特点，癌变风险高于管状腺瘤。

许多病理报告提示"×× 腺瘤伴低级别／高级别上皮内瘤变"，那什么是上皮内瘤变呢？

其实，上皮内瘤变是病理诊断中常用的一种诊断术语，是上皮恶性肿瘤发生前的一个特殊阶段。上皮内瘤变在细胞形态学和细胞排列方式上较正常组织有明显的改变，其遗传学上也存在基因克隆性改变，生物学行为上具有一定的侵袭性。通俗而言，上皮内瘤变是癌前病变，但还不是癌，需要积极干预。据统计，约80%的结直肠癌源自腺瘤恶变。

部分病理报告可能出现"异型增生"这样的术语，广义上可以认为"异型增生"是"上皮内瘤变"，是"上皮内瘤变"过去的叫法。异型增生是指腺上皮细胞偏离正常分化，形态和功能上呈异型性表现的增生性病变，是介于增生性病变和肿瘤性病变之间的交界性病变，也就是癌前病变，分为轻度、中度、重度异型增生。目前，结直肠腺瘤上皮内瘤变主要采用2级法，即低级别和高级别。其中低级别上皮内瘤变相当于轻至中度异型增生，高级别上皮内瘤变相当于重度异型增生或原位癌。

ⓠ 结肠息肉是否能够预防？

结肠息肉的病因目前尚不明确，临床上也缺少理想的可以预防息肉的药物。有一些研究提示，非甾体抗炎药（NSAID），如阿司匹林等药物有一定的预防效果，但通常需要服用的剂量较大，疗程较长，带来的不良反应也可能较大。因此，权衡利弊，并不主张一般风险人群服用。这类药仅对个别情况，如家族性腺瘤性息肉病患者可以考虑预防使用。

但为了预防结肠息肉，我们可以对一些不良的生活方式加以纠正。我们需要合理饮食，多食用膳食纤维丰富的蔬菜、水果、粗粮等，少食用高糖、高脂、高蛋白、高热量的食物，少食红肉、腌制食物及加工肉制品；戒烟戒酒，养成良好的生活习惯，控制体重等。

Q: 结肠息肉会遗传吗?

结肠息肉病因未明,目前虽然认为结肠息肉与遗传因素相关,但结肠息肉是在遗传因素与环境因素共同作用后发生的,其中大多数结肠息肉并无明显的遗传性,不会遗传给下一代。但一些特殊类型的结肠息肉,如家族性腺瘤性息肉病(全结肠散在分布成百上千个息肉)等,存在明显的家族聚集现象,是常染色体显性遗传性疾病,且发生癌变的风险较其他类型高,有明确的遗传性。

对于家族中曾有成员确诊家庭性腺瘤性息肉病的患者,需要尽早去医院就诊咨询,必要时可行基因检测,如携带致病基因则应在医生帮助下制订严格的随访监测策略,部分患者甚至可行预防性结肠切除。

对于其他人群,则不用过于担心遗传性问题,一般建议 40岁以上开始进行结肠镜的筛查,如果有结肠息肉或结肠肿瘤家族史,则筛查可以适当提前。

Q: 得了结肠息肉有什么症状?

结肠息肉无特异性临床症状。大多数结肠息肉尤其是较小的结肠息肉,无明显消化道异常,不会导致任何症状。但有些情况下也可导致多种多样的临床表现,如结肠息肉表面有充血、糜烂等,可导致便潜血阳性,甚至血便、贫血;若结肠息肉较大,可导致患者排便里急后重、便不尽感明显、便秘、大便细、大便不成形、腹胀、腹部隐痛等；也可表现为大便次数增多、稀便等。

　　整体上，大多数结肠息肉不会造成明显的症状。因此，对于年龄＞40岁的人群或者有相关高危因素者，均应考虑行结肠筛查，不要认为自己没有症状就不会得结肠息肉。

Q: 腹泻、腹痛是结肠息肉引起的吗？

　　临床上大多数结肠息肉不会导致明显的症状，仅有极少情况下会造成腹泻、便血、腹痛等情况。有些因为腹泻或腹痛症状去就诊的患者，在结肠镜检查中发现了结肠息肉，就误以为结肠息肉是造成其腹泻、腹痛的原因，以为处理了结肠息肉其症状就能好转。但事实上，结肠息肉只是结肠镜检查过程中发现的"同时"存在的疾病，腹泻、腹痛的症状也有可能是肠易激综合征或者其他疾病造成的，要缓解症状可能还需要一些其他的治疗。

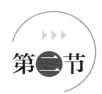

第二节

确诊结肠息肉的方法

Q: 如何发现和诊断结肠息肉？

发现和诊断结肠息肉主要依靠常规的结肠镜检查。通过结肠镜检查能直接观察结肠和直肠肠壁黏膜、肠腔的改变，并确定息肉的部位、大小，初步判断是否有癌变的可能。结肠镜结合病理检查是确诊结肠息肉的金标准。

发现结肠息肉后，医生通过观察息肉的大小、表面的凹凸情况、表面结构和血管纹理等进行初步判断，部分病例需要取小块组织行病理检查以综合诊断。有些情况下会采用化学染色剂或电子染色，以更好地发现较微小的病变。有些情况下采用放大结肠镜技术结合腺管开口分型，有助于在消化内镜下判断病变性质和浸润深度。

其他方法，如结肠钡灌肠造影也可以检测息肉，但容易遗漏较小的或比较平坦的结肠息肉，而且不能活检，有一定的 X 线辐射。因此，目前临床应用越来越少。此外，腹部盆腔 CT 同样可以发现较大的结肠息肉，但和结肠钡灌肠造影存在同样的问题，一般很少用来检测结肠息肉。

Q: 抽血化验可以发现结肠息肉吗？

抽血化验一般是不能直接检查出肠息肉的。多数结肠息肉比较小，不会造成明显症状及血液相关改变。因此，抽血化验对结肠息肉没有太大诊断价值。

个别情况下，较大的息肉可能表面有糜烂、溃疡，造成消化道出血及贫血，可能会通过抽血化验发现。血清肿瘤标志物，如癌胚抗原（CEA）和糖类抗原199（CA199），对结直肠癌具有一定的监测价值，但即使是中晚期肿瘤，这些血清肿瘤标志物阳性率也不是特别高，对于未发生癌变的结肠息肉的诊断价值更是极为有限。但当血清肿瘤标志物水平持续升高时，还是推荐进一步进行结肠镜检查。

另外，近年来随着对结肠癌及基因检测研究的进展，有些血清肿瘤标志物对早期结直肠癌也具备了一定的检测能力，如外周血 Septin9 基因甲基化检测，但临床尚未广泛开展，仍需要积累更多经验。目前检测结肠息肉最准确的方法还是结肠镜检查。

Q: 结肠镜检查是怎么做的？

医生会在患者进行结肠镜检查前充分了解患者的病史，与患者签署知情同意书，然后进行器械准备。

患者需要检查前1天采用低脂、细软、少渣的半流质饮食（检查当天禁食）；通常使用聚乙二醇清洁肠道，必要时术前使用解痉镇痛药或采用全麻检查术。

检查时，医生会使用清洁消毒的电子结肠镜（通常是一条细长的管道样器械，头端带有摄像头及照明光源）从患者的肛门进镜，逐步推进镜身至大肠末端，也可对小肠末端进行观察。必要时采取化学染色剂（如靛胭脂、亚甲蓝等）喷洒病变表面，与放大内镜结合观察病变。对于部分病变，还需要通过结肠镜伸入小的活检钳，钳取病变组织进行活检或治疗等。

最后，患者会在结肠镜检查报告单上看到结肠镜检查的描述和诊断。

Q: 结肠镜检查的过程很难受吗？

结肠镜检查属于对身体有一定侵入性的检查，有一定痛苦性。但这个痛苦性的个体差异非常大，对于大多数人来说，难受程度属于能接受的范围，主要是感受到腹胀，部分患者会有疼痛的感觉。

一般来说，体型中等、既往没有做过手术的人，结肠镜检查的痛苦相对较小；而对于体型过胖或过瘦者，结肠镜做起来都比较困难。另外，某些老年女性因为既往多次妊娠，腹壁比较松弛，腹肌比较薄弱，这一类人肠道极易成袢，做结肠镜也比较困难。

一般做结肠镜的时间在 15 分钟左右，如果不顺利，时间可能会更长。考虑到结肠镜检查的痛苦性，现在很多医院都开展了无痛肠镜检查，检查者在麻醉或镇静状态下完成检查过程，基本不会感到痛苦。但一般无痛肠镜需要医生评估检查者的身体情况能否安全地实施麻醉或镇静。

Q: 你是否需要去做结肠镜检查?

随着近年来我国结直肠癌发病率的升高,人们进行结直肠癌筛查的必要性也越来越大。结直肠癌随着年龄的增长发病率逐渐升高,年龄＞50岁后呈快速增长的趋势,欧美国家一般把50 ~ 75岁作为结直肠癌筛查的目标年龄段。

有数据表明,我国40岁以上人群结直肠癌发病率上升速度开始加快。目前,我国也有相关共识意见建议40 ~ 75岁人群均应考虑行结直肠癌筛查,而筛查最好的方法就是结肠镜检查。所以,任何此年龄段人群,如有条件,也没有相应禁忌证(不能做结肠镜的情况),均可以考虑去做结肠镜检查。

对于其他个体,如某存在一些结直肠癌及癌前病变危险因素的情况,比如男性、有结直肠癌家族史、吸烟、饮酒、肥胖、糖尿病、运动量减少(久坐不动)和高脂低纤维饮食等,可以酌情放宽年龄限制。

对于存在明显症状或异常情况者,如出现腹泻、便秘、腹痛、腹胀、腹块、大便习惯改变、原因未明的便血或持续的便潜血阳性、不明原因消瘦、贫血等情况者,均应积极就诊,考虑行结肠镜检查。

Q: 所有人都能做结肠镜吗?

多数身体健康的人都能完成结肠镜检查,但并非所有人都能耐受并顺利进行结肠镜检查。有以下情况者通常不适宜或禁忌行结肠镜检查。

（1）身体基础情况较差：如高龄，合并严重的心、肝、肾、肺功能不全，心血管疾病，脑血管疾病，休克，凝血功能障碍，血小板数量明显减少，严重贫血，电解质紊乱等。

（2）难以配合或难以耐受结肠镜检查的情况：如意识障碍、癫痫、严重的精神疾病、髋关节或股关节等部位骨折未愈等。

（3）其他一些容易造成腹泻或结肠镜检查风险增加的情况：如肠套叠、结肠多发憩室、肠梗阻、近期肠道手术史、消化道穿孔、严重的肠道感染、合并腹膜炎等。

（4）女性患者妊娠期间、月经期也不适宜行结肠镜检查。

因此，对于需要做结肠镜检查的患者应与医生充分沟通，由医生对结肠镜检查的风险进行评估。如果存在明确的禁忌证，最好选择其他检查方式，以避免出现不良后果。

Q: 结肠镜检查前有哪些注意事项？

患者在行结肠镜检查前应尽量保持放松的心态，避免紧张、焦虑情绪；充分与医生沟通并熟悉结肠镜检查的流程和注意事项。如患者长期服用抗血小板聚集药物（如阿司匹林、氯吡格雷等）或抗凝药物（如华法林、利伐沙班等），需要根据医生的指示在检查前停用。

患者在检查前1天可采用低渣、低纤维饮食，亦可在术前1天采用清流质饮食，以减少肠道中的食物残渣，提高肠道准备的清洁度，从而达到增加结肠病变检出率的目的。

患者应遵医嘱使用肠道清洁剂，如聚乙二醇电解质散，在服用时如有严重腹胀或不适，可放慢服用速度或暂停服用；理想的清肠效果为排无渣或近乎无渣、浅色澄清的水样便，如排便性状达不到要求，可加服聚乙二醇电解质散溶液或者清水。此外，常用的肠道清洁剂还包括硫酸镁、复方匹可硫酸钠等。

在肠道准备过程中，应用西甲硅油祛泡剂可以显著提高祛泡效果、肠道准备的效率和肠道病变检出率，且患者的耐受程度不受影响。因此，目前推荐在肠镜检查前的肠道准备过程中常规应用祛泡剂。

患者在进行结肠镜检查的当天，是不能食用任何食物的，以免对结肠镜的检查效果造成影响，但可以少量喝水。如果行无痛结肠镜，检查者需在术前 6 小时停止饮水。如长期口服降压药，检查当天需正常服药（用一小口水送服）。由于检查前的禁食、清肠过程有可能诱发低血糖反应，患者如有头晕、心悸、出汗、震颤、乏力等症状，尤其是糖尿病患者，应及时告知医生，可以提前准备好糖块，必要时服用。

Q: 结肠镜检查时有哪些注意事项？

患者最好穿宽松裤子进行检查，进行结肠镜检查时要根据医生的指示采取特定的体位，进镜后要注意全身放松，这样可让肛门括约肌松弛。

在检查的过程中，患者要注意放松心情；转移注意力，为达到更好的检查效果，患者可能需要按照医生的指示来转换体位，如翻身等；患者如有疼痛、头晕、恶心、肛门不适或其他不适感觉，应及时告知医护人员。

在进行检查的时候，医生为了方便检查，可能会给肠道内注射空气，腹部有胀气感觉属于正常现象。

Q: 结肠镜检查后有哪些注意事项?

做完结肠镜检查后，特别是无痛结肠镜检查后，患者需要在检查的地方休息半小时以上，一直等到身体状态恢复；注意观察有无头晕、腹痛、便血等情况，如有，须及时告知医护人员。

由于结肠镜检查过程中会在肠道内注射空气，这些空气可能在检查结束后不能及时排出，使得腹部会出现肿胀感，这属于正常现象，通常在数小时内会自行排出。

检查完成后回家或返回病房后仍需关注有无腹痛、大便带血、黑便等情况，如有不正常情况要及时就医，告知医生。

实施无痛结肠镜检查者，当天不宜开车或进行高空作业等，须在充分清醒后、有家人陪同的情况下离院或返回病房，以确保安全。

如在检查过程中取活检，需要关注病理报告，及时与医生沟通。

第三节

结肠息肉的治疗方法

Q: 结肠息肉能自愈吗?

结肠息肉一般不能自愈。仅一部分炎症性息肉患者在肠道炎症改善后,息肉有可能会自行消失。其他结肠息肉是肠黏膜的器质性病变,一旦形成后,通常不会自行消失或自愈。

结肠息肉大多可分为腺瘤性息肉、增生性息肉、炎症性息肉等,其中腺瘤性息肉具有恶变的可能性,因此,一旦在结肠镜检查中发现结肠息肉,应及时进行切除治疗。结肠息肉通常可在电子结肠镜下进行切除,对于发生癌变的息肉,还需要进行外科治疗。

Q: 结肠息肉暂时不治疗,会越来越严重吗?

不同类型的结肠息肉生长速度、发展结局不一样。

炎症性息肉及增生性息肉的生物学行为相对稳定,恶变风险低,预后好。

而结肠息肉中最常见的类型为腺瘤性息肉,其存在恶变风险,几乎 80% 的结直肠癌是由腺瘤演变而来的。但腺瘤癌变是一个缓慢的过程,从发生到癌变至少 5 年,平均在 10 ~ 15 年。

另外一种肿瘤性息肉亚类——锯齿状腺瘤从发生到癌变的具

体时间还不是很清楚，但一般认为也需要数年时间。

因此，结肠息肉一般在短期内（如数天、数月）可能不会有明显变化。但如果长期不处理，息肉继续生长，发生癌变的风险会越来越大。有资料提示，息肉 < 1 cm 的腺瘤恶变率为 1.3%；息肉 > 2 cm 的腺瘤则伴随着 46% 的恶变率。

处理结肠息肉的紧急程度还要看病理级别，如病理提示高级别上皮内瘤变或已有癌变，应尽快处理，不要耽误太久；而对于病理提示低级别上皮内瘤变的息肉，一般择期处理即可，短期不处理影响不会太大。患者应该将结肠镜检查报告及活检病理交予医生评估，根据具体情况决定手术时机。

Q: 得了结肠息肉怎么治?

结肠息肉的治疗方式选择主要看息肉的大小、具体部位、病理类型。对于大多数病理为良性肿瘤性的结肠息肉可以采用消化内镜下息肉切除的办法进行治疗。消化内镜下手术具有手术创伤小、恢复快、住院时间短、安全、有效的特点。而对于较大的息肉，导致溃疡、梗阻、出血、穿孔、坏死、肠套叠或存在浸润性癌变等不适合消化内镜治疗的情况，则需要包括外科手术在内的综合治疗方案。

Q: 消化内镜下息肉切除手术是怎么做的?

消化内镜下息肉切除术是一种消化内镜下的微创手术。从患者的感受而言，基本与结肠镜检查一样。手术过程为结肠镜插入结肠寻找到病灶后，术者通过内镜上的活检孔道，根据需要伸入注射针、圈套器、内镜切开刀或金属夹子等进行手术。

术者根据息肉的大小、形态、病理，可以采取不同的处理方法，比如，较小的息肉（直径＜0.5 cm）可以采用活检钳除；稍大或蒂较明显的息肉可以采用圈套器冷切除；更大一些的息肉可采用内镜下黏膜切除术或高频电切术；更大的（一般直径＞2 cm）或形态扁平、侧向发育的息肉则需要采取内镜黏膜下剥除术。除此之外，内镜下套扎、热活检钳除、氩离子凝固术等均为可选择的切除方法。

Q: 消化内镜下息肉切除手术痛苦吗？

由于肠道黏膜层没有痛觉神经分布，肠道对切割等刺激不敏感，而对牵拉、扩张等刺激比较敏感。因而对患者而言，消化内镜下息肉切除手术的感受与普通结肠镜检查的感受没有差异，息肉切除的操作本身不会带来额外的不适感。

当然，现在随着无痛内镜的广泛开展，部分医院可以在患者麻醉或镇静的情况下进行息肉切除手术，这样会给患者带来更少的不适。

但个别情况下，如发生术中穿孔或严重肌层损伤等并发症，患者则可能出现较为剧烈的腹痛，这种情况发生概率极低，如发生，一般需要进一步紧急处理。

Q: 消化内镜下息肉切除手术前需要注意什么？

经专业医师的评估后，认为可以进行息肉切除的患者，应充分了解息肉切除的益处及可能导致的风险。消化内镜下息肉切除手术和结肠镜检查注意事项类似。术前应保持心情平静，充分休息。对于高血压、糖尿病患者，应注意保持血压和血糖平稳。其他一些慢性疾病患者也应保持病情稳定，经过医生评估不影响后方可行息肉切除手术。患者平素长期服用的药物需要咨询医生是否可以继续服用，抗血小板聚集及抗凝药物（如阿司匹林、氯吡格雷、华法林、达比加群酯、利伐沙班等）一般需要在术前停止用药，具体停药时机和术后恢复时间均需要咨询医生并遵医嘱。

消化内镜下息肉切除手术如结肠镜检查一样也需要行肠道准备，一般需要在术前 1 天低渣饮食，在手术当天需要空腹，并且在手术前根据医嘱服用泻剂，进行充分的肠道准备。肠道泻剂需避免含有甘露醇类的药物。

Q: 消化内镜下息肉切除手术后需要注意什么？

结肠息肉消化内镜下切除手术会根据息肉的大小、形态选择不同的切除方法。较小、有蒂的息肉可以内镜下使用活检钳、圈套器等工具直接钳除或切除息肉；较大的、比较平坦的息肉需要行内镜下黏膜切除术或内镜黏膜下剥离术进行治疗。不同大小、形态的息肉及不同的切除方式，术后的注意事项可能有所不同。总的来说，有以下几点需要注意。

（1）结肠息肉切除后如无不适，一般可以很快恢复饮食，饮食以流质或半流质为主，注意避免粗纤维、辛辣刺激的食物，避免暴饮暴食，逐渐过渡到正常饮食。

（2）部分较大的结肠息肉手术后需要禁食，并进行补液、营养支持及对症治疗，具体情况需要遵医嘱进行。

（3）术后要注意休息，可能 2 周内都需要避免剧烈活动，以免发生出血、穿孔等并发症。

（4）术后需注意观察有无腹痛、发热、血便等症状，如出现不适及时告知医生。

（5）术后要关注切除的结肠息肉的病理结果，有些较大的结肠息肉术后病理可能存在局部的癌变，需要进一步处理。结肠息肉容易复发，术后病理即使是良性的，仍需要咨询医生结肠镜复查的时间。

Q: 消化内镜下息肉切除手术有哪些并发症？

消化内镜下息肉切除手术是很安全、成熟的手术，但也可能会有一些并发症发生。

术后出血是结肠息肉内镜下切除后最常见的并发症，主要表现为血便。术后即刻或 24 小时内发生的出血，称为即刻出血或早期出血；术后 24 小时后发生的出血，称为迟发性出血，通常发生在术后的 3 ~ 7 天，也有术后 1 个月发生迟发性出血的报道。

另一个相对多见的并发症是肠道穿孔，较术后出血少见，主要表现为腹痛、发热，腹部影像学检查会发现腹腔的横膈下出现游离的气体影像。

还有可能出现的并发症是电凝综合征，或称息肉切除术后综合征、透壁热损伤综合征，通常是由息肉切除时电凝过深影响到肠壁的最外层——浆膜层所致，主要表现也是腹痛、发热，但是腹部影像学检查没有腹腔内的游离气体，需要与穿孔进行鉴别。

其他一些并发症，如肠狭窄，通常发生在环周生长的较大的息肉内镜切除术后，临床非常少见。

Q: 消化内镜下息肉切除手术都会有并发症吗?

消化内镜下息肉切除手术是相对安全、操作并不复杂的手术。术后出血、穿孔及电凝综合征等并发症的风险整体不高，但不同研究报道存在较大的差距。这可能与不同的研究项目纳入患者手术的难易程度，所使用的统计方法不同，以及各个地区医疗水平的不均衡等因素有关系。

以最常见的出血为例，其总的发生率在 1% ~ 2%；穿孔、电凝综合征等并发症的风险明显低于出血的风险；肠狭窄主要发生在环周生长的较大的息肉内镜切除术后，是更为罕见的并发症。

因此，总体来说，消化内镜下息肉切除术后并发症的发生率比较低。但结肠息肉相对比较大或者平坦、位置比较靠近右半结肠的情况，可能手术难度会高一些，出现并发症的概率会提高。

Q: 如何处理消化内镜下息肉切除手术的并发症?

对于息肉切除术后少量的出血，通常可以自发止血；大部分出血的患者，经过禁食、补液及对症等治疗，通常也可以止血；经上述处理无法止血的或者存在活动性出血的患者，需要内镜下电凝、钛夹夹闭等处理；极少数严重出血的患者，需要介入手术或者外科手术的干预。

对于息肉切除术后小的穿孔，及时发现后可以采用内镜下钛夹或尼龙绳封闭创面等措施，并禁食、补液、适当应用抗生素，多数可以很好地愈合；严重的穿孔或经过保守治疗持续恶化的患者，通常需要外科手术干预。

对于术后电凝综合征，一般经过禁食、补液、适当应用抗生素等保守治疗均能恢复。

对于息肉切除术后肠狭窄，通常可以通过内镜下球囊扩张、支架置入等方式得到较好的治疗，极少情况下需要外科手术干预。

Q: 消化内镜下息肉切除手术后多长时间能出院？

较小的息肉，在门诊结肠镜检查时可直接通过活检钳取净，检查结束后回家观察，注意有无便血、腹痛、发热等不适即可。

稍大的息肉，需要住院治疗，通常需要提前 1 ~ 2 天住院，完善术前检查，以保证消化内镜下治疗的安全进行。

术后根据息肉大小、形态及消化内镜下切除的方式，需要住院观察 1 ~ 3 天，注意有无出血、穿孔及电凝综合征等并发症的出现，以保障患者的术后安全并促进其更好地恢复。

消化内镜下息肉切除术后还存在迟发性出血或穿孔的风险，甚至可能发生在术后 1 周以后，所以患者出院后还需要密切观察，如有病情变化，需要及时就诊。

Q: 做了消化内镜下息肉切除手术影响生活质量吗？

消化内镜下结肠息肉切除手术属于微创手术，与结肠镜检查类似，医生应用结肠镜到达患者结肠肠腔内部息肉生长的位置，通过镜身的活检孔道置入活检钳、圈套器或电刀等工具，对息肉进行局部切除，切除时大多数患者无明显疼痛感，具有操作时间短、患者损伤小的明显优势。术后肠腔内伤口大多在几日内愈合，患者只需在术后短期内避免重体力劳动，仍可正常进餐并进行轻体力劳动，并不影响患者的日常生活。

Q: 消化息肉切除手术什么时候做最好？

结肠息肉是大多数结肠癌的前期阶段，因此应采取"早筛查、早发现、早诊断、早治疗"的原则。患者一旦发现了结肠息肉，应尽早进行切除，以避免息肉的进一步生长。

一方面，结肠息肉生长后会造成其体积增大，增加内镜下切除的难度及风险；另一方面，结肠息肉生长后可能会由良性逐渐发展为恶性。因此，不管从哪一角度，都应尽早进行切除。

当然手术切除的急迫性与结肠息肉的病理成分相关，一部分结肠息肉生长迅速、恶变倾向高，需尽早切除；而另一部分结肠息肉生长缓慢、恶变倾向低，"携带"数日或数月也不会有太大变化，则可以择期进行切除。

Q: 结肠息肉会越切越容易生长吗？

结肠息肉是大多数结肠癌的"萌芽"状态，一般情况下均应尽早地将"萌芽"切除，避免病灶发展为结肠癌而影响患者的寿命。结肠息肉的发生与个人体质、饮食习惯、生活环境相关，而与切除手术无直接关系。

部分患者在切除结肠息肉后，复查时反复发现结肠息肉，误以为是切除结肠息肉促进了结肠息肉的生长，实际上可能是由于结肠息肉生长的"土壤"还在，结肠息肉会在肠腔任何地方再发；另一种可能是因为一次结肠镜检查实际上很难保证所有的息肉都能被发现，有的结肠息肉因肠道准备不好或者肠道蠕动等原因在前一次检查过程中未能被发现。

当然，结肠息肉切除手术如果做得不干净、不彻底，可能会造成结肠息肉在原地再次生长，但切除手术本身不会促进结肠息肉的生长。因此，在进行结肠息肉切除手术后，患者需注意保持健康的生活、饮食习惯，定期复查，根据医生的要求监测、随诊。

Q: 结肠息肉切除后应该如何复查？

结肠息肉切除后，患者一般需要定期做结肠镜，具体应该在切除后多久开始复查，因每个人情况不同而不同，需要与医师共同商讨后决定。结肠息肉切除后如何复查的影响因素包括息肉的数量、大小和病理类型，也包括患者自身的身体情况。

如果息肉数量较少、息肉直径 < 10 mm，一般在术后 1 ~ 3 年需要做一次结肠镜。

如果息肉病理提示管状绒毛状腺瘤、绒毛状腺瘤、锯齿状腺瘤或合并高级别上皮内瘤变，需要 6 ~ 12 个月复查一次。

还有，如果本次肠镜肠道准备差或其他因素导致检查质量降低，患者也需要酌情缩短复查的间隔时间。

第四节

结肠息肉的其他防治问题

Q: 有可以治疗结肠息肉的药物吗?

结肠息肉可以认为是结肠癌的癌前病变。最初是细胞的增生形成良性病变,然后逐渐发展、增大,出现恶性细胞后便成了结肠癌。因此,结肠息肉的治疗目标是早期切除,避免其生长、发育、恶变。

一些药物(如益生菌、通便药)可以改善肠道微环境、便秘,从而降低结肠息肉、结肠癌的发病率,但目前尚无证据证明药物可以治疗已经存在于肠道内的息肉。因此,当发现结肠息肉后,仍建议患者到正规医院消化科门诊就诊,评估病情,选取合适的手术方式进行治疗。

Q: 结肠息肉可以通过中药治疗吗?

有研究报道,结肠息肉可以通过中药内服、灌肠、内服外治相结合等方法进行预防及治疗。中医对于结肠息肉的治疗,通常结合患者的体质特点、辨证分型进行治疗,具有个体化治疗的优点。也有研究报道一些中药成方对结肠息肉有一定的治疗作用。

但值得注意的是,目前中药治疗结肠息肉缺乏严格、确切、充分的证据，而且需要注意长时间中药治疗可能带来的不良反应，如发生肝损伤等情况。目前尚不推荐采用中医中药的方法来治疗或预防结肠息肉，如有此需要，还请详细咨询医生。

Q: 得了结肠息肉需要忌口吗？

发现结肠息肉后应尽早切除，饮食在短期内对结肠息肉并无明显影响，所以一般无须特殊忌口。

但必须认识到，西式饮食，即高脂肪、高蛋白（尤其是红肉）、低纤维的饮食，是结肠息肉发生的危险因素。

因此，为了避免结肠息肉再发，我们应适当调整饮食结构，多吃绿色蔬菜、水果等膳食纤维含量高的食物，适当减少脂肪、蛋白质的摄入，尽量避免或少食用腌制品及加工肉制品。

Q: 结肠息肉切除后还需要随访吗？

结肠息肉切除后需要随访。因为结肠有很多皱襞，而结肠镜的镜头只能向前方观察，皱襞背面存在盲区。有时由于导泻不干净，残留的粪液和粪渣会覆盖黏膜，影响结肠镜的观察。因此，结肠镜检查有一定的概率会漏诊部分结肠息肉，所以需要复查，以期改变结肠条件后发现首次结肠镜盲区中的结肠息肉。

另外，结肠息肉的发生与遗传因素相关，虽然结肠息肉切除，但结肠息肉生长的"土壤"仍在，因此需要复查寻找新的息肉。

Q: 结肠息肉患者的生活方式需要改变吗？

吸烟、饮酒、西方饮食（高脂、高蛋白、低膳食纤维）、肥胖、2 型糖尿病、代谢综合征是结肠息肉的危险因素。因此，限制体重、戒烟、戒酒、多进食绿叶蔬菜等富含膳食纤维的食物、保持大便通畅，以及适当体力活动、运动等可以减少结肠息肉的发生。一般结肠息肉可通过消化内镜下手术处理，在结肠息肉切除后也不影响正常生活，注意按照前述内容调整生活方式即可。

Q: 得了结肠息肉如何选择医院、医生？

结肠息肉一般可以通过消化内镜下手术切除，具体治疗方法包括内镜下活检钳除术、内镜下圈套器冷切除术、内镜下高频电切术、内镜黏膜下切除术，还有内镜下黏膜剥离术。医生需要根据息肉的大小、部位及病理类型等评估后决定手术方式。

虽然内镜下手术相对简单、安全、微创，但前期需要经验丰富的手术医生进行判断评估；术前医生要对可能的并发症进行预测和良好的控制；术中术者需要谨慎操作，兼顾效率与安全，并备有充分的医疗资源，在万一发生并发症后能及时安全地处理；术后还需要病理医生对结肠息肉的性质做出最终的诊断。这些最好在有经验和资源丰富的内镜中心或医院进行，找接受过专业培训或有经验的内镜专家来进行操作。

Q: 治疗结肠息肉，大概需要花费多少钱？

治疗结肠息肉的费用主要包括术前检查费用和治疗费用。

术前检查包括血常规、肝功能、肾功能、血液传染病、凝血功能等，如息肉较大、病理提示局灶癌变，还需进行增强 CT 的检查。

治疗费用包括手术费及圈套器、电刀、止血用的组织夹、热活检钳等耗材的费用。

如手术难度较大，术后可能会涉及禁食水期间肠外营养、抗生素的费用等。

此外，切下来的息肉进行病理检测也会有一定的费用。

费用总计随结肠息肉多少、手术方式、不同地区医保定价及报销比例而变化，报销前总费用在 2000 ~ 20 000 元。

▶▶▶ 第二章

炎症性肠病

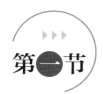

第一节

快速了解炎症性肠病

Q: 炎症性肠病和普通肠炎一样吗?

炎症性肠病和普通肠炎,虽然名字相似,但它们的发病机制、症状表现及治疗方法都存在较大差异。

我们日常生活中提到的"普通肠炎",通常是指急性感染性肠炎,是由某种细菌(如大肠杆菌)、病毒或者寄生虫引发的肠道急性炎症,感染持续时间很少超过 6 周。轻者可以自愈,重者可使用抗生素等针对病原体的药物进行治疗,足疗程治疗即可痊愈。

而炎症性肠病(inflammatory bowel disease,IBD)是一种慢性、非特异性肠道炎症,发病机制尚不十分明确。目前认为,其发生与遗传易感性、环境因素和免疫失调有关,但并不是某一种特定的致病菌导致的。在治疗上,炎症性肠病主要是针对免疫失调的调节,需要长期用药控制,现有的医疗手段并不能够通过一段时间的治疗使其完全治愈。

Q: 炎症性肠病是罕见的疾病吗?

炎症性肠病的发病率有明显的种族和地域差异,以北美和北欧较高，在我国属于少见病。2017 年，我国流行病学资料显示，该病在黑龙江省大庆市和广东省中山市的发病率分别为 1.77/10 万和 3.14/10 万。但近年来，在我国以及世界范围内，炎症性肠病的发病率有持续增高的趋势，其发病的年龄高峰为 15 ~ 30 岁，亦可见于儿童或老年，男女发病率无明显差异。

炎症性肠病包括溃疡性结肠炎和克罗恩病。溃疡性结肠炎南北地区发病率接近，而克罗恩病的发病率则南方明显高于北方，分别为 1.09/10 万和 0.13/10 万。总体来看，溃疡性结肠炎发病率高于克罗恩病。

Q: 为什么会得炎症性肠病？

目前炎症性肠病的发病原因未明，可能与环境、遗传、免疫、肠道微生物等多种因素有关。

该病在相对富有的北美洲和欧洲发病率显著升高，且随着我国经济社会的发展，发病率亦明显增高，提示环境因素可能发挥了重要作用。

该病具有遗传倾向，患者父母、子女、兄弟姐妹的发病率明显高于普通人群。

炎症性肠病患者中，炎症起着重要作用，各种炎症反应激活，引起炎症的因素或抵抗炎症的因素失衡，导致肠黏膜的持续炎症。

炎症性肠病的动物模型必须在肠道微生物存在的前提下才会发生炎症反应，提示肠道微生物在发病中的重要作用。

简单地说，受遗传因素影响的人在环境因素的作用下，以及在肠道微生物群参与下，可引起肠道免疫失衡，导致肠黏膜持续炎症损伤，产生炎症性肠病。

Q: 哪些人容易得炎症性肠病？

目前，炎症性肠病的病因和患病危险因素暂未完全清楚。可以根据流行病学数据来推测发病率较高的人群。

炎症性肠病的发病率高峰在 15 ~ 30 岁，次高峰是 60 ~ 80 岁；男性比女性较容易患克罗恩病（但差别不大），但溃疡性结肠炎的男女发病率基本相等；经济发达的城镇居民患病率相对于农村地区高，高社会经济地位阶层的人群患病率更高。

吸烟、口服避孕药均是克罗恩病的高危因素，吸烟可使患病风险增高 2 倍。

5% ~ 10% 的炎症性肠病患者有家族史，这意味着患病者的一级亲属（父母、子女、兄弟姐妹）发病风险都较高。

Q: 炎症性肠病会遗传吗？

遗传因素是炎症性肠病的重要发病原因之一。患者父母、子女、兄弟姐妹的发病率明显高于普通人群。目前认为，炎症性肠病不仅是多基因病，而且是遗传异质性疾病，患者可在一定的环境因素作用下由于遗传易感性而发病。

通俗来讲，多基因病意味着不是简单的父母生病即会遗传给下一代，或者父母不得病下一代也不会得病，而是复杂的多种基因综合作用的结果，只表现为患者一级亲属的发病率增高。遗传异质性则意味着不同人的炎症性肠病起病，甚至可以由不同的基因引起。遗传因素带来的仅是遗传易感性，起病仍需要一定的环境因素。

其实，目前并未完全掌握炎症性肠病的遗传方式和致病基因，而且遗传因素并不是唯一的病因。环境因素、肠道微生物群同样也在发病过程中起到重要的作用。

Q: 炎症性肠病患者能不能健身？

对于炎症性肠病患者，锻炼通常是安全的。运动有助于改善许多炎症性肠病患者的生活质量，对患者整体健康有益处。克罗恩病及轻度至中度溃疡性结肠炎患者，建议进行低强度到中等强度的运动。

运动能够减少炎症性肠病的并发症。相比于健康人群，炎症性肠病患者骨质疏松的患病率更高，缺钙、营养不良和使用糖皮质激素药物治疗等有可能导致骨质疏松，运动可以减少骨质疏松，增强骨质。受到慢性复发性疾病的困扰，炎症性肠病患者可能比健康人更容易患抑郁症。适度运动有助于排解抑郁心态，缓解情绪障碍，对保持心理健康有益，可改善患者的生活质量。有研究发现，炎症性肠病患者在缓解期运动可减少疾病复发的概率。

炎症性肠病患者锻炼时最好采取一些运动强度小的运动方式，如练气功、打太极拳、跳广场舞、散步、慢跑、骑自行车等。这些可以保持关节的灵活性，增强肌肉对骨骼的固定作用，还能够提高自身免疫力。部分患者因病症对运动方式、强度等有所限制，针对此类患者，最好请康复医师根据患者自身情况设定个体化锻炼方式。

Q: 炎症性肠病有哪些治疗手段？

（1）一般治疗：包括饮食调理和营养补充，可给予高营养低渣饮食，适当补充维生素及微量元素。完全肠内营养或完全肠外营养在补给营养的同时，还有助于减少病变的活动性。

（2）药物治疗：5–氨基水杨酸制剂（柳氮磺吡啶、美沙拉秦等）一般用于轻型患者；糖皮质激素是控制病情活动最有效的药物，适用于中、重型患者或对5–氨基水杨酸制剂无效的患者；免疫抑制剂，包括硫唑嘌呤、甲氨蝶呤、沙利度胺等，适用于糖皮质激素治疗效果不佳或者对糖皮质激素依赖的患者；生物制剂（英夫利西单抗、阿达木单抗、乌司奴单抗、维得利珠单抗等）在临床中的应用越来越广泛，给炎症性肠病的治疗带来了划时代的改变，主要用于传统治疗效果不佳或不能耐受传统治疗的中、重度疾病活动期患者的诱导缓解和维持治疗。

（3）手术治疗：外科手术通常用于处理并发症，比如肠梗阻、瘘管、腹腔脓肿、急性穿孔和无法控制的大量出血，一般出现脓肿或内科治疗失败才考虑手术。手术的常用方法就是将病变肠段进行切除，但仍需要配合基础的内科治疗。

Q: 炎症性肠病治疗疗程是多久？

炎症性肠病无论是克罗恩病还是溃疡性结肠炎，都是慢性的肠道疾病，将会伴随患者终身，无法完全治愈；但患者在有效的药物和非药物的妥善治疗下，可以获得长时间的疾病缓解。这种疾病分为活动期和缓解期，在活动期通常使用5–氨基水杨酸制剂和糖皮质激素进行控制，病情控制后可以使用免疫抑制剂维持治疗，完全缓解时可考虑暂时停药。常用的免疫抑制剂，如硫唑嘌呤等显效时间为 3 ~ 6 个月，维持用药往往 3 年以上。生物制剂，如英夫利西单抗，也需要较长时间的用药维持。如果病程中出现症状反复，这些方案的疗程会延长。由此可见，炎症性肠病的治疗需要长期用药，终身监测。

Q: 什么是生物制剂？

生物制剂相对于传统药物，如 5- 氨基水杨酸制剂、糖皮质激素、免疫抑制剂等，是治疗炎症性肠病的新型药物，就是利用生物技术制造的单克隆抗体。1998 年肿瘤坏死因子抑制剂英夫利西单抗被美国食品药品监督管理局批准，让炎症性肠病治疗进入了生物制剂时代，极大地提高了治疗效果。最近几年也不断有新的生物制剂出现，如整合素抑制剂、白介素拮抗剂等，这类药物可以针对性地对炎症反应中的某一种分子起作用，是一种阻止人体炎症的特定蛋白质产生的抗体。

目前针对疾病治疗有两种办法：升阶梯治疗和降阶梯治疗。升阶梯治疗中，如果一般治疗效果不好，会再选用生物制剂。如果病情一开始就比较严重，比如，克罗恩病合并肛周病变，累及上消化道，发病年龄＜ 40 岁等，可能会优先选用生物制剂，病情得到缓解后再维持治疗。

Q: 治疗炎症性肠病的生物制剂都有哪几类？

常用于治疗炎症性肠病的生物制剂有 TNF-α 抑制剂（英夫

利西单抗、阿达木单抗）、整合素抑制剂（维得利珠单抗）和白介素拮抗剂（乌司奴单抗）等。它们分别通过阻止不同炎症通路上的蛋白质发挥作用。TNF-α抑制剂和白介素拮抗剂属于系统性生物制剂，它们可以干扰炎症反应通路，使其不能正常发生，就像敌人到达肠道后，它的攻击程序中断，无法进行，肠道受到的损伤可以减轻。整合素抑制剂是肠道选择性生物制剂，它能够阻止免疫细胞迁移到肠道内，让敌人很难到达肠道，这样受到的攻击也会减轻。

每个患者体内炎症激活的通路是不一样的，所以需要医生根据患者自身的情况及反应不断调整及配合其他药物使用。

Q: 什么是炎症性肠病的缓解期？

炎症性肠病是一种缓解与活动反复交替的慢性肠道疾病，疾病表现形式分为活动期和缓解期。如溃疡性结肠炎患者大便次数恢复正常，无血便或里急后重，内镜检查提示肠黏膜愈合，代表患者进入缓解期，此时患者长期（通常为1年或更长时间）不需要处理任何症状。大多数患者接受的治疗是监测药物不良反应和炎症负荷。如果患者已6～12个月无症状，且在实验室检查中未监测到炎症标志物水平的升高，内镜显示黏膜愈合，则说明患者处于临床缓解期。

Q: 没有症状就代表炎症性肠病治愈了吗？

患者没有症状只代表可能已经达到了临床缓解，但是随着医学的发展，炎症性肠病的治疗目标已从最初的临床症状缓解、患者个人生活质量评分达标，提升到实验室指标的缓解［C 反应蛋白（CRP）、钙防卫蛋白正常］，再提升到内镜、影像学缓解，最后提升到黏膜愈合。

研究显示，临床缓解的患者中只有 53% 真正实现了黏膜愈合，所谓的临床症状缓解，并不意味着黏膜炎症的消退，黏膜愈合才能真正意义上延缓或阻止疾病进展。所以从其临床进展角度来看，即使达到了临床缓解，可能仍然存在肠道炎症，有引起瘘管、脓肿、狭窄等各种并发症的风险，甚至需要手术治疗。只有实现黏膜愈合，才能有效阻断疾病进展。

Q: 治疗炎症性肠病长期使用药物，有不良反应吗？

无论是炎症性肠病还是别的疾病，所有治疗的药物都有发生不良反应的风险。例如，糖皮质激素可导致高血糖、高血压、钙吸收不良、骨质疏松、感染，甚至股骨头坏死；硫唑嘌呤会导致骨髓抑制，引起白细胞减少；沙利度胺可导致卵巢畸胎瘤、嗜睡、周围神经炎，可能会出现手脚、嘴唇发麻及耳鸣等症状；生物制剂不良反应较少，但也会增加感染风险，部分患者有输液反应。

但两弊相权取其轻，两利相衡取其重，我们不能因为药物的不良反应而延误治疗的最佳时机。医生会和患者一起，提前检查并排除禁忌证，联合其他药物预防部分不良反应，在用药中严密监测，按时、及时地复查各项指标，做到"知己知彼"。

Q: 炎症性肠病患者可以要孩子吗？

炎症性肠病好发于 15 ～ 30 岁的青壮年，这个年龄段也正是育龄期。得了这种疾病的患者，无论男性还是女性，只要在疾病控制良好的缓解期，是完全可以生育的。已有较多研究表明，缓解期的炎症性肠病患者生育能力与普通人群相似，孕育孩子的健康程度也与普通人没有差别。但处于持续发病的活动期患者，生育能力可能会下降。

因此，炎症性肠病患者应选择恰当的时期，有计划地怀孕。首先，要选择疾病控制比较好的时间，可以在计划怀孕之前去产科和消化科进行妊娠咨询；其次，可以在妊娠前进行全面的检查，充分评估炎症性肠病是否处于缓解状态，如果没有缓解，可以在专科医生指导下考虑更换治疗方案以便更为积极地控制病情；再次，虽然大部分治疗炎症性肠病的药物对妊娠影响不大，但某些特殊药物（如沙利度胺、甲氨蝶呤）需要停用 3 ～ 6 个月才能考虑妊娠。建议患者备孕前，由专科医生对所用药物进行评估，指导是否需要对药物进行更改以计划妊娠。

Q: 治疗炎症性肠病的药物会影响胎儿吗，需要停用吗？

研究表明，个别治疗炎症性肠病的药物对妊娠是有影响的，需要停用。有些近年新出现的药物还没有足够的数据支持，除此之外，大多数药物都是安全的。为了保证妊娠期母体和胎儿的安全，用合适的药物控制病情比一味地避免用药更加重要。

美沙拉秦在孕期使用是安全的；有些患者使用的是同类的药

物，叫作柳氮磺吡啶，那么则需要每天服用 2 mg 叶酸以保证胎儿健康发育的需要。

妊娠期间患者可能会用糖皮质激素来治疗，如泼尼松、甲泼尼龙等，一般认为是安全的，只是可能会增加妊娠期糖尿病和巨大儿的发生概率。

免疫调节剂的种类比较多，硫唑嘌呤和环孢素在大部分研究中被认为是孕期安全药物；而甲氨蝶呤和沙利度胺是有害的，建议怀孕前至少 3 ~ 6 个月停用。

生物制剂中使用时间最长的是英夫利西单抗，虽然其可以进入胎儿体内，但对母体和胎儿都是安全的，并不会影响胎儿免疫系统的形成。其他生物制剂目前研究数据相对较少，但理论上也不会增加胎儿的出生缺陷。

针对怀孕期间溃疡性结肠炎的治疗用药，千万不要擅自决定，需要和医生充分沟通后制订个体化方案，尽量选用最有效且最安全的药物，并且根据病情、妊娠时间进行调整，尽最大努力确保母体和胎儿的健康。

Q: 炎症性肠病的药物影响哺乳吗？

哺乳期炎症性肠病患者服用糖皮质激素（如泼尼松）或 5-氨基水杨酸制剂（美沙拉秦）是可以接受的。尽管在乳汁中可检测到低浓度的糖皮质激素和美沙拉秦，但仍认为这是相对安全的，对婴儿影响小。虽然可能会有少量糖皮质激素通过乳汁到达婴儿体内，但对婴儿没有永久损害。当然，糖皮质激素的剂量应当尽快减少。如需服用较大剂量，应当咨询儿科医生。对于糖皮质激素服用剂量超过 40 mg/d 者，可在服用糖皮质激素 4 小时后哺乳，错开药物在乳汁的浓度高峰。

5- 氨基水杨酸类药物能进入母乳，但并不会引起严重的不良反应。这类药物在哺乳期使用是较为安全的，仅有个别报道婴儿出现暂时性腹泻。推荐哺乳期炎症性肠病患者继续使用常规剂量美沙拉秦，但慎用柳氮磺吡啶。

英夫利西单抗不通过乳汁分泌，所以哺乳期可以安全应用。

妊娠期或分娩后需要使用免疫调节药物（如硫唑嘌呤、6- 巯嘌呤、甲氨喋啶、环孢素 A、他克莫司等）的患者不宜进行母乳喂养，因为上述药物对婴儿可能有长期的有害影响。甲氨蝶呤和环孢素对婴儿免疫系统有抑制作用，并有致肿瘤风险，哺乳期禁用。

Q: 炎症性肠病患者饮食有哪些注意事项？

炎症性肠病患者的饮食原则：易消化、高能量、高蛋白、高维生素、少油、少渣；忌生冷、辛辣、粗纤维；少食多餐，减轻肠道负担。

推荐患者每日摄入高热量、高蛋白、低脂肪、富含维生素及必需微量元素的饮食配方。可根据患者消化吸收耐受情况，循序渐进地供给热量，一般热能按照每日每千克体重 40 千卡供给，蛋白质每日每千克体重 1.5 克，其中优质蛋白占 50% 为宜。主食宜精细，食用富强粉、上等大米等；禁用粗制粮食，如玉米、小米、谷类、全麦粉制成的食品，以免增加肠道负担和损害。副食可选用瘦肉、鱼、鸡、肝、蛋等作为蛋白质的主要来源，每天补充多种维生素，帮助补充食物的不足。

限制脂肪和膳食纤维，腹泻常伴有脂肪吸收不良，严重者伴有脂肪泻。因此，膳食的脂肪量要限制，应采用少油的食物和少油的烹调方法。不宜吃过多油腻食物，油腻食物指肥肉、油炸煎炙的食品，烤肉、熏肉、红肉及带皮的禽肉、黄油和其他动物油、人造奶油、面包酱、蛋黄酱等都不能多吃，牛奶及相关的乳制品也不建议食用。对于脂肪泻者，可采用中链脂肪酸油脂。

避免食用辛辣刺激性和富含膳食纤维的食物，如白薯、萝卜、芹菜、韭菜等，以及辣椒、洋葱、姜、蒜、芥末和酒等。

不宜吃生冷食物，生冷食物指生冷瓜果、凉馍、凉饭。夏天尤其要避免食用冷饮和刚从冰箱里拿出来的食物，忌生食水果和蔬菜。慎吃海鲜。

第二节

克罗恩病

Q: 克罗恩病是什么病?

克罗恩病是炎症性肠病的一种,目前发病原因尚不十分明确,考虑与遗传、环境及免疫紊乱都有一定的关系。

克罗恩病表现为消化道的溃疡、狭窄、瘘管等,全消化道都可以受累,其中以回肠末端、回盲瓣及盲肠为好发部位。

患者的症状通常表现为右下腹痛、腹泻,严重者表现为肠梗阻、发热、贫血、消瘦等。此外还有肠道外表现,以肛周脓肿、肛瘘、口腔溃疡、关节炎最为常见。

该病化验检查可以看到白细胞或者中性粒细胞升高、贫血、红细胞沉降率和 C 反应蛋白升高、低白蛋白血症等。肠镜下可见肠道多发溃疡,多为沿肠道长轴走行的纵行溃疡,肠黏膜呈铺路石样表现,还可以造成肠狭窄、瘘管。典型的病理表现是非干酪样肉芽肿,但没有该病理表现也不能排除克罗恩病的诊断。

克罗恩病是一种无法治愈的疾病,通常需要终身用药,治疗效果好的患者可以和正常人一样生活,部分患者会因肠狭窄、瘘管或癌变等需要进行手术治疗。

　　克罗恩病的药物治疗因人而异，需要根据每个人的具体情况制订个性化的治疗方案。主要治疗药物包括 5- 氨基水杨酸制剂、糖皮质激素、免疫抑制剂、生物制剂等。无论哪一种治疗方案均需要终身维持用药，定期复查。患者要具有良好的依从性，坚持治疗，才能达到最好的治疗效果。

Q: 克罗恩病都有哪些临床表现类型？

　　克罗恩病最常发生于青年期，其临床表现呈现多样化，包括消化道、全身性及肠外表现，还常有并发症。

　　消化道表现主要包括腹泻和腹痛，腹痛通常位于右下腹或肚脐周围，间歇发作；腹泻，一般间歇发作，但随着病情进展可呈持续腹泻，大便呈糊状，有时可出现黏液，甚至血便。

　　全身性表现主要有体重减轻、发热、食欲不振、乏力、贫血等，青少年患者可出现生长发育迟缓。

　　肠外表现包括关节损伤、皮肤黏膜表现（口腔溃疡、结节性红斑、坏疽性脓皮病）、眼部病变（虹膜炎、葡萄膜炎）等。

　　消化系统的并发症也会出现相应的表现，如肠梗阻、肠狭窄、瘘管形成和腹腔感染。肠梗阻会出现腹痛，而且排气、排便停止；瘘管包括肠管 - 肠管瘘、肠管 - 膀胱瘘、肠管 - 阴道瘘、肛周瘘管等，可能出现腹部包块，如果出现腹肌紧张，可能提示炎症累及腹膜或者急性穿孔。

Q: 克罗恩病能自愈吗？

　　克罗恩病难以自愈，这是一种慢性炎症性疾病，可以累及胃肠道的任何部位，青年发病最为常见，也可以影响各年龄段人群，是一种致残性的疾病。目前发病机制尚不完全了解，可能由环境引起，并在基因易感患者中触发，与普通人群相比，有较高的死亡率。

目前该病的诊断和治疗仍具有挑战性，虽然糖皮质激素、免疫抑制剂、生物制剂等多种药物可以用于该病的治疗，但效果仍不尽人意，很多患者仍出现出血、穿孔、狭窄、感染等并发症，不得不反复接受手术治疗。因此，克罗恩病不仅不能自愈，治疗也相对困难。

Q: 哪些人容易得克罗恩病?

易患克罗恩病的人有两个显著的特征。

一是该病发病率有明显的地域和种族差异。地域上以北美、北欧最高；种族上白人明显高于黑人，犹太人明显高于非犹太人。

二是该病在亚洲及我国的发病率持续增高。在我国，南方的发病率明显高于北方。发病的年龄高峰为 15 ~ 25 岁，但儿童和老年也可发病，发病的平均年龄为 39 岁，男女发病率无明显差异。

目前认为克罗恩病的发病是多因素相互作用所致，致病因素主要包括环境、遗传、感染、肠道菌群与免疫等。因此在这些方面存在异常的人更易患克罗恩病。

Q: 怎样早期发现克罗恩病?

克罗恩病早期往往没有典型的症状，很多都是在结肠镜检查时发现的。当出现症状时，则病变已进展到一定程度。

腹痛往往是克罗恩病最早期的表现，也是最为常见的症状，大多位于左下腹和脐周，疼痛可呈阵发性，多为痉挛性痛，进餐之后加重，还会伴随肠鸣音活跃，即肚子出现"叽里咕噜"的声音，排便和排气之后腹痛可以有所缓解。腹泻也是克罗恩病早期的常见症状，有的还会出现便血等。

当出现以上症状时，要及时到消化科就诊并完善结肠镜等检查，及早确诊，及早治疗。

Q: 诊断克罗恩病需要做哪些检查？

克罗恩病缺乏诊断的金标准，需结合临床表现、实验室检查、消化内镜检查、影像学检查和组织病理学检查进行综合分析并密切随访。主要的检查包括以下四种。

（1）实验室检查：主要包括血常规、红细胞沉降率、C反应蛋白、血清白蛋白等，有条件者可完善粪便钙防卫蛋白检测。

（2）消化内镜检查：包括结肠镜、小肠胶囊内镜、双气囊小肠镜、胃镜等。结肠镜检查是克罗恩病诊断的首选检查项目，能够直接观察病变黏膜情况，同时可以取活检标本明确病理学和病原学诊断，但仍然需要注意与影像学相结合才能进行更加全面的评估；小肠胶囊内镜适用于疑似克罗恩病但结肠镜及小肠放射影像学检查阴性者；双气囊小肠镜适用于发现小肠病变需要确认或鉴别者；因少部分克罗恩病可累及上消化道，原则上胃镜应列为克罗恩病常规检查项目。

（3）影像学检查：CT或磁共振成像是评估小肠炎性病变的标准影像学检查，可反映肠壁的炎症反应改变，能够及时发现病变的节段和狭窄部位，以及瘘管形成的部位等。钡剂灌肠造影可对肠道进行动态观察，与 CT 或磁共振成像互补。此外，经腹肠道超声检查也能发现盆腔或腹腔脓肿、包块等病变。

（4）组织病理学检查：通过消化内镜检查或外科手术获取组织标本，明确病理，对疾病的诊断和鉴别具有重要意义。

Q: 克罗恩病不治疗会怎么样？

克罗恩病目前没有根治的办法，产生后果的严重性与发病年龄、病变累及部位、是否有梗阻和穿孔，以及治疗是否及时等多种因素有关。有些病情较轻的患者，不治疗会有时轻时重的慢性迁延表现。但大部分患者，特别是年轻时发病、病变范围很广者，如不及时治疗，后果会很严重，例如，深大的溃疡会穿透肠壁，使肠管与肠管、肠管与腹腔内器官组织（如膀胱、阴道、肠系膜或腹膜后组织等）之间发生粘连和脓肿，并形成瘘管；有的患者会肠壁增厚导致肠道不通，即肠梗阻，从而不能进食。这些会严重影响患者的生活质量，甚至使患者丧失劳动能力，青少年则严重影响生长发育。

因此，一旦确诊克罗恩病，要听从医生指导，选用适合的治疗方案，及早治疗。

Q: 克罗恩病能活多久？

克罗恩病患者的寿命与病情的严重程度、是否得到及时有效的治疗有关。如果得到有效治疗，是不会影响寿命的。

克罗恩病是一种目前无法治愈的疾病，这种疾病会有很多并发症，如肠梗阻、肠穿孔及癌变等。这些并发症如没有得到有效控制，则会缩短患者的寿命。医生与克罗恩病斗争的目标之一就是维持疾病的缓解状态，达到"相安无事"。而维持疾病的缓解状态并非易事，需要患者的耐心、信心及对医生治疗的良好依从性。通过医患的共同努力，克罗恩病患者完全可以拥有正常人的生活质量和寿命。

Q: 克罗恩病是不是会让人越来越瘦？

克罗恩病是会让人越来越瘦的。

克罗恩病的主要病变多集中于小肠，小肠是我们重要的消化吸收器官，人体的营养物质基本都是从小肠吸收而来，克罗恩病可以严重影响患者的营养吸收，导致患者越来越瘦。严重的克罗恩病还可以导致肠道不通畅，即肠梗阻，患者进食后腹痛、腹部出现包块，从而不敢进食甚至不能进食，导致越来越瘦。如果发病年龄很小，在儿童及青少年时期就起病，严重的话还会影响孩子的生长发育，会出现身材矮小、消瘦，甚至会影响孩子的智力发育。

Q: 结肠镜能排除克罗恩病吗？

单纯依靠结肠镜不能完全排除克罗恩病。克罗恩病可累及全消化道，内镜下病变呈节段性、非对称性分布，可见阿弗他溃疡、纵行溃疡、铺路石样改变、炎性息肉、肠狭窄等。但以上表现并非克罗恩病所特有，因此，仅凭内镜下观察到的表现，有时与肠结核、肠白塞综合征、肠道恶性淋巴瘤、缺血性结肠炎，以及一些感染性肠炎很难鉴别。

克罗恩病的诊断需要依靠病史采集、临床表现、实验室检查、影像学检查、消化内镜及病理组织检查来进行综合分析。对于克罗恩病症状和内镜下表现典型的患者，在充分排除各种肠道感染或其他非感染性炎症疾病、肠道肿瘤后，可做出诊断。但是对于症状和内镜下表现不典型、鉴别诊断较为困难的患者，可以通过随访观察或给予诊断性治疗，从而做出正确判断。

Q: 怀疑克罗恩病，为什么要用抗结核的药物？

有时候克罗恩病与肠结核很难分得清，两者临床表现很相似，即便做了腹部 CT 或磁共振成像，甚至做了消化内镜、取了活检，也看不出来差别。虽然内镜活检发现"干酪样坏死性肉芽肿"就可以明确诊断肠结核，但是这种病理检出率非常低，大多数情况还是难以诊断。

可是，两种病的治疗方向是完全相反的。如果患了肠结核却按照克罗恩病进行治疗，很可能会加重肠结核，造成非常严重的后果。但是先尝试用抗结核药物治疗 2 ~ 3 个月，却不会加重克罗恩病的病情，且基本不会延误克罗恩病的治疗。而如果疗效明显，也能侧面印证得了肠结核。

所以，如果医生建议服用抗结核药物，说明尽管怀疑得了克罗恩病，但是实在难以排除肠结核。

Q: 克罗恩病怎么治疗？

克罗恩病是一种慢性疾病，需要长期、综合治疗。

首先，必须戒烟，否则会严重影响治疗的疗效。另外，克罗恩病患者容易合并营养不良，因此，专业、科学地补充营养非常重要。

当病情活动时，医生会根据病情的严重程度选择合适的药物治疗方案。目前比较常用的药物方案包含糖皮质激素、免疫抑制剂、生物制剂等。病情很轻的情况下，也可能选择美沙拉秦进行治疗。如果药物治疗无效或者出现了严重的并发症，可能需要做手术。值得注意的是，克罗恩病肠切除术并不能一劳永逸，它的复发率非常高。因此，即便做了手术，也需要长期随诊观察，并根据病情给予药物治疗。

当病情缓解时，通常也需要继续长期用药维持治疗。因此，需要定期找专业的医生评估病情，必要时调整治疗方案。

Q: 克罗恩病肛瘘怎么治疗？

肛瘘是克罗恩病的并发症之一，需要内科、外科综合评估治疗方案。

首先，医生需要通过一些影像检查来确定肛瘘的解剖结构，以及有没有感染。

肛瘘按照解剖结构分为单纯性肛瘘和复杂性肛瘘两大类，在此基础上制订肛瘘治疗方案：单纯性肛瘘如果没有症状，不需要局部特殊处理；单纯性肛瘘有任何不适或者复杂性肛瘘，建议在抗菌药物治疗基础上，由肛肠外科医生看情况决定是否需要手术以及如何手术；如果形成了脓肿，则须先到外科处理，并配合抗菌药物治疗。

肛瘘的产生主要是克罗恩病本身造成的，因此，活动性肛瘘的治疗离不开克罗恩病的治疗。目前大量研究表明，生物制剂对肛瘘治疗的效果比较好。对于复杂性肛瘘，或许需要生物制剂、抗菌药物及外科手术联合治疗。

Q: 克罗恩病肠狭窄怎么治疗？

肠狭窄是克罗恩病发展过程中比较常见的并发症。医生需要通过一些检查了解肠道因为什么狭窄了，狭窄到什么程度，不同情况需要采取不同的治疗方式。

如果狭窄的原因是炎症活动，那么通过积极的药物治疗就可以让肠道"消肿"，从而解除狭窄。

如果狭窄的原因是瘢痕收缩（纤维性狭窄），那么就像肠道被勒了几道绳子，药物就很难打得开了。此时，如果窄的范围不大（一般<4 cm），可以考虑在内镜下通过一些方法把肠道撑开。但是如果内镜操作不可行，就需要手术治疗了。

肠狭窄也有可能是炎症性和纤维性共同作用的结果，那么就需要综合评估、综合治疗。如果药物治疗无效，或出现了紧急情况，都可以考虑手术治疗。

Q: 克罗恩病手术以后，还需要继续用药吗？

患者术后很可能需要继续用药。

克罗恩病是胃肠道慢性炎症性疾病，从口腔到肛门的全消化道都可能出现病变，容易反复发作。因此，手术不能解决克罗恩病的根本问题，也不是一劳永逸的治疗方法。鉴于克罗恩病术后复发的情况比较常见，手术后仍需要定期复查消化内镜，帮助监测病情，以及复发时制订下一步治疗方案。

那么，术后需不需要用药？用什么药？什么时候开始用药？需要内、外科医生综合评估。对于那些预期容易复发的患者，建议尽早用药。随后，可以根据术后半年、1年及之后定期消化内镜复查的情况，给予适当的药物调整。

Q: 克罗恩病患者可以吸烟吗？

克罗恩病患者是不能吸烟的。继续吸烟会明显降低药物疗效，增加手术率和术后复发率，患者必须戒烟。

吸烟的克罗恩病患者病灶多分布在小肠，其中又以回肠型病变多见，结肠型病变少见。吸烟对回肠型病变的影响大于结肠型病变。

吸烟可增加克罗恩病患者肠脓肿、肠梗阻和肠穿孔等并发症发生的概率。吸烟和肠瘘的发生也有着密切的关系。吸烟量和克罗恩病发病情况有以下表现：吸烟量 > 10 支 / 天，或者长年吸烟数量超过 150 支，不但肠瘘、肠脓肿发生的概率明显增加，而且预后也不佳。吸烟对于女性患者病情恶化的影响明显大于男性。

克罗恩病常规治疗药物通常为免疫抑制剂、糖皮质激素和 5- 氨基水杨酸类。吸烟患者往往服药剂量增大，服药频率增加。吸烟患者的治疗难度增加，对英夫利西单抗的有效应答率低，有效应答的持续时间短，而不吸烟患者更容易建立有效的免疫机制。

　　吸烟的克罗恩病患者早期行手术治疗的概率较不吸烟患者高，未接受免疫治疗且疾病诊断之前就吸烟的患者早期手术治疗的危险度增加。戒烟患者与不吸烟患者都不增加手术治疗的概率。因此，劝导吸烟的克罗恩病患者戒烟，有助于降低早期手术治疗的概率。

第三节

溃疡性结肠炎

Q: 溃疡性结肠炎就是肠道发炎了吗?

溃疡性结肠炎是炎症性肠病的一种,顾名思义,就是肠道发炎了。但发炎这个词太笼统,炎症分很多种,如感染性炎症、缺血性炎症、免疫相关的炎症等。溃疡性结肠炎属于后者。溃疡性结肠炎的发病原因尚不十分明确,考虑与遗传、环境及免疫紊乱都有一定的关系。

溃疡性结肠炎的炎症仅局限于结肠,从直肠开始逆行向上进展,不会累及小肠。根据结肠受累的范围不同分为直肠型、左半结肠型、广泛结肠型。

患者表现为腹泻、便血、腹痛,严重者可能会出现大量便血、穿孔及中毒性巨结肠等。大便化验可以看到大量的红细胞和白细胞,便潜血阳性,抽血化验可以看到中性粒细胞升高,红细胞沉降率、C反应蛋白增加,贫血,低白蛋白血症等。肠镜下可以看到结肠多发的糜烂及浅溃疡。典型的病理表现为隐窝脓肿。

溃疡性结肠炎的治疗需要个体化,根据病情的严重程度选择不同的治疗方案。除了全结肠切除,药物治疗无法治愈本病。

轻、中度患者可以应用 5- 氨基水杨酸制剂，中、重度患者可以应用糖皮质激素、免疫抑制剂、生物制剂等。对药物治疗反应好的患者，在肠道炎症彻底消退后可以考虑减、停药物，但本病存在复发的可能，复发后需要再次启动药物治疗。部分患者需要终生维持用药。对于内科药物治疗无效或者出现穿孔、中毒性巨结肠、癌变的患者，可以行全结肠切除术。

Q: 溃疡性结肠炎和克罗恩病有什么不同?

从受累部位来看，溃疡性结肠炎仅累及结肠，直肠为好发部位；而克罗恩病则会累及全消化道，食道、胃、小肠、大肠均可发病，回盲部为好发部位，通常不会累及直肠。

从溃疡形态来看，溃疡性结肠炎的溃疡较浅，仅累及黏膜层和黏膜下层，多为糜烂或者浅溃疡；克罗恩病的溃疡较深，累及肠壁全层，多为纵行深溃疡。

从病理表现来看，溃疡性结肠炎表现为隐窝脓肿；克罗恩病表现为非干酪肉芽肿。

从临床症状来看，溃疡性结肠炎的症状以腹泻、便血为主，不会累及肛门，很少发生肠梗阻；克罗恩病以腹痛为主，常伴随肛周脓肿或肛瘘，以及肠梗阻。

Q: 溃疡性结肠炎会传染吗?

溃疡性结肠炎不会传染，但有一定的遗传倾向。患者的直系亲属患溃疡性结肠炎的概率较正常人高。

Q: 得了溃疡性结肠炎会影响寿命吗？

溃疡性结肠炎是否会影响寿命，取决于病情的严重程度及治疗的效果。轻、中度溃疡性结肠炎患者、对药物治疗反应好的患者、依从性好能够坚持用药的患者，基本不影响寿命。重度溃疡性结肠炎患者、对药物治疗反应差或者依从性差的患者、不能坚持用药导致病情反复的患者，则各种并发症出现的风险高，如穿孔、中毒性巨结肠、癌变等，会影响寿命。

Q: 小孩也会得溃疡性结肠炎吗？

溃疡性结肠炎是指原因不明的一类非特异性慢性肠道炎症性疾病，其发病与基因、环境、免疫均有联系，在各个年龄段均可发病。在北美洲及欧洲国家，儿童溃疡性结肠炎的发病率为（0.10 ~ 5.98）/10 万。我国儿童炎症性肠病（包括溃疡性结肠炎和克罗恩病）的发病率在近年显著升高，从 2001 年的 0.5/10 万上升至 2010 年的 6.0/10 万。随着儿童炎症性肠病研究的深入，甚至发现了极早发型炎症性肠病，包括新生儿炎症性肠病（< 28 日龄）和婴幼儿炎症性肠病（< 2 岁）。

Q: 老年人会得溃疡性结肠炎吗？

溃疡性结肠炎是指原因不明的一类非特异性慢性肠道炎症性疾病，其发病与基因、环境、免疫均有联系，病程漫长，常反复发作，可见于任何年龄。因此，老年人也会得溃疡性结肠炎。溃疡性结肠炎的好发年龄为 20 ~ 49 岁，平均发病年龄在 48 岁。

但儿童和老人均可发病。有研究统计，老年溃疡性结肠炎患者占所有溃疡性结肠炎患者的 10% ~ 30%，且随着人口老龄化的不断加剧，近些年老年发病的比例有上升趋势。

Q: 溃疡性结肠炎会癌变吗？

溃疡性结肠炎是一种以黏膜炎症为主的慢性肠道炎性疾病，随着病情的发展，经过"炎症—异型增生—腺癌"的途径可以出现癌变，将其称之为炎症性肠病相关性结直肠癌。溃疡性结肠炎的反复发作导致肠道慢性炎症的环境与结直肠癌的发生明显相关，其癌变的风险因素主要包括以下几个方面。

（1）发病年龄：发病年龄越早的患者出现结直肠癌的风险越高，老年人群患癌风险最低。

（2）病变累及范围：广泛结肠型患癌风险最高，左半结肠型为中度风险，而直肠型风险最低。

（3）合并原发性硬化性胆管炎的患者患结肠癌的风险明显增加。

Q: 什么情况下应怀疑是溃疡性结肠炎？

当自己出现腹痛、腹泻、便血等类似急性肠炎、痢疾的症状，且应用消炎药无明显好转，这时要警惕溃疡性结肠炎。

溃疡性结肠炎是一种和自身免疫有关的疾病，简称溃结。腹泻、黏液血便、腹痛是其最常见的症状。多数患者排便次数会增多，一天可以达到 3 次或 5 次以上，甚至 10 次以上，大便不成形或水样，常有黏液血便。腹痛多位于脐周，排便后会有所缓解。化验大便常规可以看到较多红细胞、白细胞，因此，通常会按照感染性肠炎或细菌性痢疾进行治疗，给予抗生素治疗 1 ~ 2 周无效后，则需要进一步行消化内镜检查来帮助排除是否得了溃疡性结肠炎或其他疾病。

Q: 溃疡性结肠炎都有哪些表现？

溃疡性结肠炎最主要的临床表现是持续或反复发作的腹泻伴黏液脓血便。轻症患者，每日大便 2 ~ 3 次，便血较少；重症患者，每天腹泻次数可多达十几次，可伴有脓血，甚至大量便血。直肠炎症比较明显的患者，可出现里急后重的症状，表现为排便急迫或者排便不尽感；轻症患者，腹痛不明显或者仅有轻微腹部不适感。部分患者诉有轻、中度腹痛，多位于左下腹，有时也可表现为全腹痛，有疼痛时有便意、便后疼痛缓解的规律。如果出现剧烈腹痛，建议及时就诊，排除肠穿孔、肠梗阻等急腹症。中、重度活动期溃疡性结肠炎的患者还可以出现不同程度的全身表现，如食欲减退、消瘦、乏力、发热等。高热多见于急性重症溃疡性结肠炎，或提示出现了并发症。

与西方国家相比，亚洲溃疡性结肠炎患者肠外表现较少见，且存在地区差异。常见的肠外表现主要累及口腔、眼部、皮肤、关节、肝胆等，有的患者可同时出现多种肠外表现。有些肠外表现与溃疡性结肠炎的肠道活动相关，有些则无关，两者并不一定平行。

Q: 怎么区分溃疡性结肠炎和大肠癌？

溃疡性结肠炎好发于青壮年，发病的年龄高峰为 20 ~ 49 岁，性别差异不明显。其临床表现为反复发作的腹泻、黏液脓血便伴腹痛、里急后重等，部分溃疡性结肠炎患者还可以出现肠外表现。

大肠癌好发于 40 岁以上的中老年人，男性多于女性，早期可无明显的症状，随着肿瘤的进展，可逐渐出现腹痛、便血、腹部包块、排便习惯改变、大便变细等表现。

对于溃疡性结肠炎和大肠癌的区分，内镜检查并活检是诊断的关键。

溃疡性结肠炎内镜下病变多从直肠开始，呈连续性、弥漫性分布，可见黏膜充血、水肿、质脆、血管纹理消失，病变明显处可见弥漫性糜烂、多发性浅溃疡等；病理学检查可见慢性炎症细胞浸润、隐窝炎、隐窝脓肿等。

大肠癌内镜下可见菜花样或溃疡型肿物，部分合并肠狭窄；病理学组织检查可见癌细胞。

Q: 便血越厉害就说明溃疡性结肠炎越厉害吗？

腹泻和黏液脓血便是溃疡性结肠炎最主要的临床表现之一，但是便血越厉害并不一定说明溃疡性结肠炎越严重。溃疡性结肠炎病情分为活动期和缓解期，活动期按照严重程度可以分为轻度、中度、重度。目前，临床上有多种评分系统用于评估溃疡性结肠炎疾病的严重程度及分型，最常用的有改良 Truelove、Witts 分型、改良 Mayo 评分系统。评价指标中除了便血情况，还要评估大便次数、炎症指标、血红蛋白、内镜下表现，以及体温、脉搏等全身表现。

另外，还需要对便血加重的原因进行鉴别，是溃疡性结肠炎出现了疾病进展，还是合并痔疮出血、缺血性结肠炎、肠道肿瘤等情况，有无继发肠道感染及药物等因素的影响，都需要进行综合分析。当出现便血加重时，需要及时到消化科就诊，在完善实验室等相关检查后，尽早完善内镜检查，以明确便血加重的原因，对症处理。

Q: 为什么做了很多检查仍然不能确诊炎症性肠病？

炎症性肠病是一组病因尚不明确的慢性非特异肠道炎症性疾病，包括溃疡性结肠炎和克罗恩病。随着近年来我国经济快速发展，人们的饮食结构、生活环境和生活方式发生了巨大改变。炎症性肠病的发病率也在不断增加，但炎症性肠病的诊断和鉴别诊断仍是临床中的一个难题。

炎症性肠病是一种排除性诊断。

炎症性肠病需要与感染性肠炎相鉴别，活动期溃疡性结肠炎和感染性结肠炎的临床表现，如腹痛、腹泻、黏液脓血便等，有共同之处。因此，需要采集患者的流行病学史，如不洁饮食、疫区居住史、外出旅行史或长期应用抗生素等，并完善粪便标本病原微生物检查、血清学检查、结肠镜及病理组织学检查等，以明确诊断。在鉴别诊断困难时，除连续多次进行粪便检测、粪便培养、粪便 ELISA（酶联免疫吸附剂测定）、PCR（聚合酶链式反应）检查、多点活检（尤其是溃疡边缘或凹陷部位）外，还可使用抗生素进行试验性治疗。克罗恩病与肠结核在临床表现和消化内镜检查等方面非常相似，且肠结核的特征性病理改变——干酪样肉芽肿的检出率较低，两者鉴别起来也非常棘手。对于鉴别有困难不能除外肠结核的患者，应先进行诊断性抗结核治疗。

炎症性肠病还需要与非感染性结肠炎相鉴别，如白塞综合征、肠道淋巴瘤、缺血性结肠炎、放射性结肠炎、以肠道病变为突出表现的多种风湿性疾病等。因此，对初发病例、临床表现和结肠镜检查不典型的患者，须进行密切随访，并多次粪便检测、粪便培养和多点活检，同时结合临床、病理改变、观察期的病情变化和治疗转归情况等，做出正确诊断和鉴别诊断，从而最大限度地使炎症性肠病患者获益。

Q: 已经做了结肠镜，医生为什么还要求做一遍？

炎症性肠病主要分为克罗恩病和溃疡性结肠炎，两种都是伴随患者终生的长期慢性疾病，而且诊断缺乏金标准。因此，确立诊断就需要非常谨慎。

溃疡性结肠炎需要在排除感染性结肠炎（如沙门菌、耶尔森菌等引起的急性感染性肠炎，阿米巴肠病等）和非感染性结肠炎（如缺血性结肠炎、放射性肠炎等）的基础上进行诊断，如果诊断存疑，应该在一定时间内进行消化内镜和病理组织学的复查。而克罗恩病的早期结肠镜表现也可能并不典型，随着病程的进展才逐渐开始呈现。所以很可能一开始结肠镜并不能确诊炎症性肠病，随着疾病进展还需要多次检查才能明确。

此外，在炎症性肠病的漫长病程中，还需要及时发现一些肠道并发症及评估是否合并机会性感染，也需要及时进行结肠镜检查，从而调整相应的治疗。所以结肠镜在炎症性肠病的整个诊疗过程中，具有不可替代的重要作用。

Q: 溃疡性结肠炎该怎样治疗？

溃疡性结肠炎是一种大肠的慢性炎症，导致这种炎症的并不是细菌或者其他微生物感染，而是由于自身免疫紊乱。这种疾病的治疗需要长期的用药以及生活方式调整。生活上需要戒酒、避免劳累，避免辛辣刺激性食物、难以消化的食物及油炸食品。药物的选择主要依据病情的轻重。如果是病情比较轻的患者，医生可以使用美沙拉秦。由于我国患者溃疡性结肠炎轻症较多，这种治疗也是我国最为常用的有效治疗。

针对不同部位的溃疡性结肠炎，美沙拉秦的剂型分为口服、灌肠液和栓剂。口服该药一般在饭前服用效果好一些，灌肠液和栓剂针对距离肛门较近的病变效果较佳。对于广泛结肠型、重度的患者，医生往往推荐使用糖皮质激素、免疫抑制剂或生物制剂进行治疗。药物治疗按照治疗的不同时间段又分为诱导缓解期和维持治疗期。对于病情非常严重、药物效果不佳或病情反复、结肠发生癌变的患者，可以进行外科手术切除全结肠。

Q: 治疗溃疡性结肠炎为什么不用消炎药？

溃疡性结肠炎是一种慢性炎症，但是导致这种炎症的原因并不是细菌、病毒，以及其他微生物。大家平时所说的"消炎药"主要是指抗生素，但此类药物对于溃疡性结肠炎无效。最早期的治疗溃疡性结肠炎的药物柳氮磺吡啶的设计里面使用了磺胺基团，就是想从抗细菌这条路找到解决问题的钥匙，但是临床治疗中发现磺胺基团是食之无味，而且无用的"鸡肋"。后来去除了磺胺基团，保留了 5- 氨基水杨酸基团的美沙拉秦在临床中的成功应用就很好地说明了这一点。从某种意义上讲，我们在治疗溃疡性结肠炎的过程中确实使用了"消炎药"，但这个"消炎药"并不是抗生素，这个"消炎药"的范畴中包括了美沙拉秦、糖皮质激素、免疫抑制剂及生物制剂等。

Q: 疑似溃疡性结肠炎，为什么不先按照这个病治？

溃疡性结肠炎是一种特殊的慢性炎症，其形成机制非常复杂。目前了解的是，这是一种自身免疫紊乱介导的炎症，而不是微生物等原因。溃疡性结肠炎的诊断不仅仅依赖于症状、体征及内镜下表现，很大程度上还需要进行充分的鉴别诊断。

其治疗包括调整生活方式及使用美沙拉秦、糖皮质激素、免疫抑制剂、生物制剂等。对一个肠道感染的患者使用糖皮质激素、免疫抑制等药物，就会导致感染迅速扩散。治疗溃疡性结肠炎即使用最为安全的美沙拉秦也需要注意规律、足量和维持长期服药。美沙拉秦价格昂贵而且疗程长，所以溃疡性结肠炎未诊断明确前不适合使用针对溃疡性结肠炎治疗的药物。

Q: 溃疡性结肠炎便血，要用止血药物吗？

溃疡性结肠炎是一种慢性自身免疫性炎症，自身免疫紊乱导致本来应该防御外界攻击的部队——自身免疫系统失去了正确的方向，转而攻击自身的结肠黏膜，这样就会导致结肠发生炎症、溃疡，临床表现为腹痛、腹泻和血便。

　　溃疡性结肠炎是一种出血性炎症，临床表现主要是黏液脓血便，甚至是鲜血便。这种肠道出血的原因并不是血小板减少或者凝血功能障碍，相反，活动期的溃疡性结肠炎还存在高凝状态，容易发生血栓形成这样的事情。国内外相应指南都有明确指出，针对较为严重的状态还需要使用肝素等抗凝药物进行治疗或者预防。所以，溃疡性结肠炎的患者出现血便时，如果没有伴发凝血功能减退和血小板减少，一般不建议盲目使用止血药物。止血药物弄不好会适得其反，非但不能止血，还有可能引发身体其他部位的栓塞。所以溃疡性结肠炎的便血治疗，需要在诊治炎症性肠病有丰富经验的消化科医生指导下进行。

Q: 溃疡性结肠炎要手术切肠子吗?

　　溃疡性结肠炎的治疗可以分为内科治疗和外科治疗。针对轻症的患者（大便次数＜ 3 次 / 日，大便中没有大量鲜血者），临床主要选择的是口服美沙拉秦，或者口服 + 局部用药治疗，大部分患者可以获得满意的效果。对于中、重症的患者（大便次数＞ 6 次 / 日，大量黏液脓血便），临床上首选糖皮质激素、免疫抑制剂及生物制剂治疗。

　　对于部分使用糖皮质激素、免疫抑制剂及生物制剂无效的重度患者，就需要考虑手术切除大肠的治疗方式。

　　部分患者如果难以耐受药物治疗（长期药物的费用、不良反应等问题），也可以选择全结肠 + 直肠切除。

　　如果病情迁延不愈，反复发作，最终导致部分肠管癌变的患者也需要手术治疗。

手术治疗并不是切除病变的肠管，而是把直肠、盲肠等全部大肠切除，这会严重影响患者的生活质量。所以这是一种终极手段，而且没有后悔药可吃。选择这个方法来治疗一般是不得已而为之，需要有长期炎症性肠病诊治经验的消化内科医生和胃肠外科医生充分协商，多学科会诊讨论后才能进行，也需要和患者进行充分沟通，权衡利弊。

Q: 能只把炎症最重的一部分结肠切除而保留其他肠道吗?

溃疡性结肠炎是一种和我们自身免疫系统相关的肠炎，在疾病发生发展的过程中，免疫系统紊乱，对自身产生了攻击——而攻击的"靶子"就是结肠。在攻击过程中，不同肠段的炎症可能有轻重不同的差别。如果仅仅把炎症最重的一部分结肠切除，就相当于只把被攻击的"靶子"撤掉了一部分，剩余的"靶子"依然可能受到免疫系统的攻击。这时候，其他曾经看起来正常的肠道，很可能会复发溃疡性结肠炎。

除此之外，这些"看起来正常"的肠道，也很可能只是在内镜下没有明显糜烂溃疡的表现，而如果在显微镜下观察，很可能已经有炎症的发生了。如果仅仅切除炎症最重的那一部分，而把剩下的两段"内镜下看似正常"结肠接在一起，在手术后也可能会存在连接不好、愈合很差的情况，出现许多术后并发症。

因此，目前溃疡性结肠炎手术的主要方式是切除全部的结肠和直肠，这样会切掉所有被攻击的"靶子"，避免术后复发，也避免了因为切除不净而出现的术后并发症。

Q: 为什么有的人只用普通药物，有的人要用生物制剂？

溃疡性结肠炎是一种轻重程度具有很大差异的疾病，轻症患者可能只有很少一部分肠道有很轻的炎症，而重症的患者肠道炎症范围广、程度重。医生会根据患者的病情进行系统评估，还要根据患者对治疗的反应，以及对药物的耐受情况随时调整治疗方案，最终选择最适合患者的治疗方法。因此，在治疗方案上会有比较大的差别。这就好比有些人得了"感冒"可能吃点药就好了，但是有些患者就需要输液才能痊愈。

Q: 粪菌移植能治好溃疡性结肠炎吗？

目前，肠道菌群失调被认为在溃疡性结肠炎的发病过程中起到了重要的作用。因此，改善患者的肠道菌群，可能会有一定的治疗效果。而粪菌移植，就是把正常人的肠道菌群想办法"移植"到溃疡性结肠炎的患者体内，来试图改善溃疡性结肠炎患者的肠道菌群，进而达到治疗效果。

然而，应用粪菌移植来治疗溃疡性结肠炎，还处于临床观察和实验阶段，目前在全世界范围内的研究中，它的有效性依然没有得到证实。而且，在目前的研究中，使用粪菌移植治疗有效的患者也只是达到了疾病的缓解，而非痊愈。因此，我们不能说粪菌移植可以治好溃疡性结肠炎。

Q: 可以用中药治疗溃疡性结肠炎吗？

祖国医学博大精深，有很多中药对缓解肠道炎症有一定的帮助。目前，有一部分中药已经开始用于溃疡性结肠炎的治疗，包括口服和灌肠剂型。

然而，中药治疗溃疡性结肠炎在目前的临床观察中多处于辅助地位，也就是说，还是要在正规、规律应用药物（如5-氨基水杨酸制剂、糖皮质激素、生物制剂等）治疗溃疡性结肠炎的基础上，加用中药辅助，才可以达到稳定的疾病缓解。此外，建议患者到正规医院的中医科就诊，千万不可以因为听信"祖传偏方"而放弃正规的药物治疗！

Q: 美沙拉秦吃多久可以停药？

在回答这个问题之前，我们应当了解：溃疡性结肠炎是一种可控制，但无法彻底治愈的疾病。它从根本上是一种和免疫系统相关的疾病，患者会存在免疫异常的情况，需要靠药物来维持免疫系统处于相对稳定的状态。溃疡性结肠炎根据活动程度的轻重不同分为活动期和缓解期。在活动期，我们需要使用足量的药物（如美沙拉秦）来进行治疗；而在缓解期，可以在充分评估的基础上进行药物减量，但是不可以完全停药。一旦停药，免疫系统的平衡被打破，一段时间以后就会出现疾病的复发。

Q: 溃疡性结肠炎如果控制不好，有什么后果？

溃疡性结肠炎是一种慢性疾病，所谓慢性疾病就意味着它是一种持续发展的状态，如果病情控制得好，发展可能很缓慢。但溃疡性结肠炎如果控制不好，那么肠道受损，后果很严重。

重症患者可发生肠道大出血和穿孔。溃疡性结肠炎患者最常见的症状之一就是便血。病情很重时，如果用结肠镜观察肠道，可以发现肠腔内密布大大小小的溃疡。可以想见，这些溃疡的创面可能会有大量的出血，患者可能因失血过多而休克；溃疡底部的肠壁非常薄弱，也有破裂穿孔的可能，一旦发生这些并发症，为了挽救生命，肠道就无法保留了，通常需要手术切掉全部的结肠和绝大部分直肠。如果发生这种情况，后期的生活质量也会大打折扣。

另外一个比较严重的后果是肠道的癌变。生病时间越长、病变的肠道范围越大、炎症越重的患者越容易发生癌变。

对溃疡性结肠炎进行良好的控制，短期看是为了尽可能地挽救肠道，长期看是为了避免过早发生癌变，让患者可以达到和正常人一样的寿命，享有正常的生活。

Q: 溃疡性结肠炎已经很久没什么症状了，为什么还要定期做结肠镜？

在现代医学的加持下，溃疡性结肠炎的治疗目标早已从改善症状的临床缓解转为追求黏膜愈合了。所谓黏膜愈合，就是靠结肠镜检查来直观评估肠道黏膜的炎症情况，如果没有发现任何糜烂、溃疡、出血等表现，才能称为黏膜愈合。

之所以要追求黏膜愈合，是因为长期的研究发现，很多患者虽然症状已经消失，但结肠镜下黏膜仍然存在炎症，如果这种情况下疏忽大意，没有给予有效的治疗，疾病复发、加重的风险非常高。相反，如果能够经过治疗达到黏膜愈合，患者的疾病才能得到更满意的控制。因此患者需要定期做结肠镜检查。

定期进行结肠镜检查还可以监测疾病状态，帮助尽早识别复发，及时给予有效的治疗。很多患者在疾病出现复发苗头的时候并没有特别的症状，如果长时间不进行结肠镜检查，等到真正出现症状再去治疗，就可能贻误最好的时机。

还有很重要的一点，溃疡性结肠炎病程越长，出现结直肠癌的概率就会越高，而结肠镜检查是监测癌变的过程中最重要、最可靠的方法。随着现代消化内镜技术的发展，结肠镜不仅可以早期发现病灶，还可以在结肠镜下及早去除癌前病变，阻断肿瘤的发展。

因此，溃疡性结肠炎患者千万不要忽视结肠镜检查，即便没有主观症状，也要定期做结肠镜。每个患者结肠镜检查的间隔期不尽相同，需要和医生探讨，个体化制订检查方案。

Q: 溃疡性结肠炎容易发展成大肠癌吗？

是的，溃疡性结肠炎容易发展成大肠癌。

近年来，大肠癌的发病率在我国与日俱增。对溃疡性结肠炎患者来说，这更是一个值得重视的问题。我国的调查发现，溃疡性结肠炎患者的大肠癌发病风险是相比未患此病人群的 5 倍。

并且随着病程的延长，患大肠癌的风险越来越高。该病患者诊断 8 ~ 10 年内，患大肠癌的风险每年升高 0.5% ~ 1.0%。此外，溃疡性结肠炎反复发作、肠道病变范围广、炎症程度重、有大肠癌家族史、合并原发性硬化性胆管炎，都是发生大肠癌的危险因素。

为了监测大肠癌，最可靠的办法是结肠镜检查，如果病情稳定且没有任何危险因素，可以每 5 年复查一次结肠镜；如果具有上述危险因素或病程超过 10 年，则建议每 1 ~ 2 年进行一次结肠镜检查。

规范药物治疗控制病情是预防大肠癌最有效的途径。此外，调整生活方式也很重要，戒烟戒酒，适度锻炼，减少摄入油脂、精制糖、烧烤和腌制食品，保证睡眠，保持心情舒畅，都有助于预防大肠癌的发生。

Q: 治疗溃疡性结肠炎都有什么偏方？

炎症性肠病的病情复杂，治疗比较棘手，建议去正规医院的专业科室进行规范化治疗，偏方不能解决根本问题。部分患者使用偏方后可能短期缓解症状，但大多数患者不能获益。因此并不推荐患者以偏方为主进行治疗。

列举两个溃疡性结肠炎患者使用后获益的中药方剂，但建议患者一定要在中医医生的指导下使用。

（1）止泻散：山药 150 克，诃子肉 60 克，石榴皮 60 克。将这些药材研成粉末，然后每次使用 4.5 克，每天 3 次，尽量空腹服用，这样有利于直接作用于溃疡性结肠炎，减少食物对治疗的影响。这个方剂对于治疗溃疡性结肠炎，可以促进肠道愈合，缓解腹泻，滋养脾胃。

（2）槐花散：槐米 10 克，侧柏叶 20 克，枳壳 30 克。将这些药材研成粉末。一般建议每次服用 6 克，早晚各一次，尽量在每天固定的时间服用。本方主要用于治疗溃疡性结肠炎，也可用于炎症性肠道出血。

参考文献

1. 姜泊. 胃肠病学［M］. 北京：人民卫生出版社，2015，403–411.

2. 国家消化系统疾病临床医学研究中心（上海），中华医学会消化内镜学分会，中国抗癌协会肿瘤内镜专业委员会，等. 中国结直肠癌癌前病变和癌前状态处理策略专家共识［J］. 中华消化内镜杂志，2022，39（1）：1–18.

3. MANN R, GAJENDRAN M, UMAPATHY C, et al. Endoscopic Management of Complex Colorectal Polyps: Current Insights and Future Trends [J]. Frontiers in Medicine, 2021, 8: 728704.

3. LIM X C, NISTALA K R Y, NG C H, et al. Endoscopic submucosal dissection vs endoscopic mucosal resection for colorectal polyps: A meta–analysis and meta–regression with single arm analysis [J]. World Journal of Gastroenterology, 2021, 27(25) : 3925–3939.

4. 工藤进英. 大肠内镜治疗［M］. 孟尼丽，译. 沈阳：辽宁科学技术出版社，2007.

5. 周平红，姚礼庆. 消化内镜切除术［M］. 上海：复旦大学出版社，2017.

6. 李妍，杨柳，金铭. 大肠息肉病中医研究近况［J］. 山西中医，2021，37（4）：58–60.

7. 中华医学会消化病学分会，中华医学会消化病学分会消化系统肿瘤协作组. 中国结直肠肿瘤综合预防共识意见（2021年，上海）［J］. 中华消化杂志，2021，41（11）：726–759.

8. 中华医学会消化内镜学分会消化系早癌内镜诊断与治疗协，中华医学会消化病学分会消化道肿瘤协作组，中华医学会消化内镜学分会肠道学组，等. 中国早期结直肠癌及癌前病变筛查与诊治共识［J］. 中国医刊，2015，50（2）：14–30.